알아차림
명상

알아차림 명상

펴낸날 2018년 4월 18일

지은이 권수련
윤문 유현주
발행처 아힘사(www.ahimsa.kr)
디자인 도서출판 밥북 | **편집** 심가영

©권수련, 2018.
ISBN 979-11-963610-0-6 (13180)

※ 이 도서의 국립중앙도서관 출판시도서목록(CIP)은 e-CIP 홈페이지(http://www.nl.go.kr/cip)에서 이용하실 수 있습니다. (CIP 2018011214)

※ 이 책은 저작권법에 따라 보호받는 저작물이므로 무단전재와 복제를 금합니다.

알아차림 명상

권수련

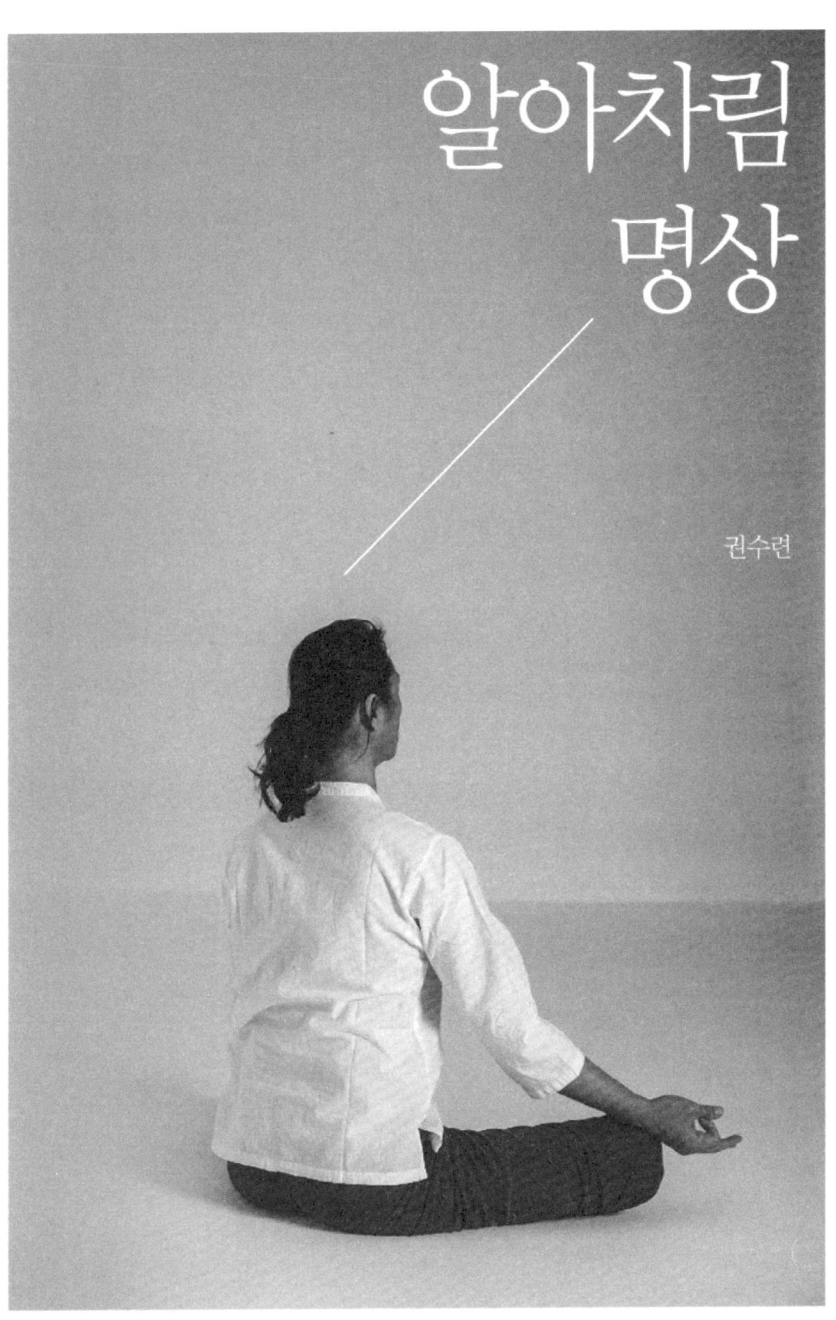

Ahimsa

들어가는 글

명상은 무엇인가?
명상을 왜 하는가?
명상을 통해 무엇을 얻었는가?

이 책은 이러한 질문을 통해 독자와 소통하는 장을 열고자 한다.

내 일과의 최우선 순위는 명상이다. 오랜 세월 명상을 해 왔고 몇 년 전부터는 어떤 일이 있더라도 매일 명상을 한다. 심지어 아버지 장례를 치르는 동안에도 명상을 거르지 않았다.

그렇다면, 명상이 도대체 무엇이길래 이렇게 긴 세월 동안 꾸준히 하고 있는 것일까?

'명상은 그 이름이 명상일 뿐, 한 번도 내가 생각하는 방식으로 존재하지 않았고, 지금도 그렇게 존재하지 않으며, 앞으로도 그렇게 존재하지 않는다. 명상은 한 번도 내 손에 잡혔던 적이 없었고, 지금도 잡히지 않고, 앞으로도 잡히지 않을 것이다.'

이것이 나름대로 긴 세월 동안 명상을 해 온 내가 바라본 명상에 대한 함축적인 설명이다. 물론 본문에서는 좀 더 자세하게 설명하겠지만 그러한 설명들도 명상의 본질을 드러내기는 쉽지 않을 것이다. 왜냐하면 명상은 직접적 체험을 통해서만 알 수 있는 것이어서 더 이상의 설명은 사족일 뿐이기 때문이다.

  나는 그동안 명상을 통해서 무엇을 얻었을까?

  결론부터 말하자면, '명상은 명상이 아니고, 명상을 포함한 모든 것들은 굳이 할 필요가 없다는 것을 알 때까지만 필요하다'고 알았을 뿐이다. 그러나 스스로 이 결론에 도달하기 전까지 어설픈 흉내를 내는 것은 위험하다. 나는 이런 결론에 도달했음에도 불구하고 앞으로도 꾸준히 명상을 할 것이다. 더 이상 명상하기 위해서 명상하지 않기 때문이다.

  명상은 더 이상 특별할 것이 없는 일상이다.

  우리는 삶의 여정에서 몸과 마음의 한계와 어려움을 경험한다. 누구든 한두 번쯤은 몸으로든 마음으로든 심하게 앓기도 하는데 그때는 누워도 편치 않고, 서 있거나 앉아있는 것도 힘들다.

  그러한 한계나 어려움에 맞닥뜨릴 때마다 '도대체 무엇이 문제지?' 또는 '어떻게 이 문제를 극복하지?' 생각하게 된다. 나는 그런 상황에 맞닥뜨릴 때마다 좌절하곤 했다. 그 어려움을 해결하기 위해 온갖 몸부림을 치다 안 되어서 최종적으로 앉게 된 것이다. 특별히 명상법을 알아서가 아니라 그저 앉아있으면 뭔가 마음이 놓이는 것 같아서 그것이 계기가 되어 명상을 접하게 된 것이다.

  그 뒤로는 힘든 상황이나 갈등으로 마음이 힘들 때, 인위적인 노력을 기울일수록 일이 더 꼬여가는 느낌이 들 때면 모든 의도적인 노력을 포기하고 좌선을 하곤 했다. 그러면 다시금 새로운 기운이 차오르는 것을 느낄 수 있었다. 몸과 마음이 힘들 때마다 좌선하던 것이 습관이 되고, 특별히 할 일이 없을 때도 앉아있는 습관이 생기면서 명상은 자연스럽게 나의 일상으로 자리 잡았다.

　나는 기술적인 이해가 전무한 상태에서 명상을 시작했으며, 세월이 한참 지나서야 호흡이나 몸의 변화를 알 수 있었고, 생각이나 감정 같은 정신적인 부분들을 알아차릴 수 있게 되었다. 또한 명상을 통해서 묘안을 얻고 문제를 해결했던 것이 아니고 억지로 할 수 있는 일이 없다는 정도를 알 수 있었을 뿐이다. 그러한 자연스러운 앎이 관념으로 만들어 낸 기준을 달성하려는 의도와 행동을 멈추게 만들었다.

　인간 역사에서 예나 지금이나 큰 틀에서 반복하고 있는 공통점은 모든 개인의 특정 시기나 특정 상황에서의 고민에는 별반 차이가 없다는 점일 것이다. 그래서 어쩌면 과거 내가 겪었던 어려움과 고민을 현재 겪는 사람들도 있을 것이다.
　내가 여러 해를 명상과 함께 걸어오면서 느끼고 정리했던 부분들과 삶의 고비 고비에서 답을 찾기 위해 방황하며 공부했던 것들을 정리해서 공유할 수 있다면, 어느 누군가에게는 도움이 될 것이라는 생각도 한다.

　나는 명상의 혜택을 몸과 마음으로 체험한 인연으로 현재 요가와 명상을 지도하고 있다.
　내가 요가를 지도하며 느끼는 한 가지 딜레마는, 요가가 가진 많은 장점에도 불구하고 현상의 변화에 대한 알아차림 없는 요가 수련과 지도로 인해, 자칫 잘못된 자기 동일시인 '자아'나 '참나' 같은 아트만 브라만 사상에 빠질 소지가 있다는 점이다. 대부분의 요가 수련과 가르침은 무아를 깨치기 위한 알아차림 위주의 명상보다는 범아일여(梵我一如)의 삼매 체험 쪽에 무게가 실려있음을 부정할 수 없다.

  요가 같은 인도 전통의 수행법이나 철학을 공부하다 보면 범아일여 사상을 자연스럽게 접하게 되는데 의식적이든 무의식적이든 이를 무비판적으로 수용하다 보면 자신도 모르는 사이에 자아라는 환상을 강화시킬 수 있다. 하지만 한 개체의 주재자이든 전 우주의 주재자이든, 어떤 존재를 생성, 유지, 변화, 소멸시키는 어떠한 형태의 주재자도 성립될 수 없다는 점을 놓치면, 자아라는 환상에서 벗어나기 어렵다. 그래서 이 책이 요가와 명상을 전문적으로 공부하고자 하는 이들에게 자아라는 환상을 벗어날 수 있는 방법을 공유하는 수단이 되어 좀 더 체계적으로 명상을 접하는 길라잡이가 되었으면 하는 마음도 있다.

  나는 명상을 포함한 모든 공부에서 개념 정리가 선행되어야 제대로 공부를 시작할 수 있다고 생각한다. 명상에 대한 개념 정리가 명상의 보증 수표는 아닐지라도 시간 낭비를 줄여줄 수는 있을 것이다.

  이 책은 그러한 측면에서 명상 입문자들에게 도움이 될 수 있는 개념 정리와 공부 방식을 제안하는 데 심혈을 기울였다.

  이 책은 크게 6장으로 구성되어 있다. 제1장~제4장은 명상에 대한 이론적 설명을 주로 했다.

  제5장은 마하사띠파타나숫타(Mahāsatipaṭṭhāna Sutta, DN22)로 알려져 있는 위빠사나 알아차림 명상법이 정리된 책의 실제 수행법을 내가 이해하고 수련한 방식으로 풀어 설명하고, 구체적인 알아차림 명상 방법을 제시했다.

마지막 제6장은 일상에 적용할 수 있는 알아차림 명상법을 제시했다.

명상 초보자이거나 개념 정리가 필요하다면 제1장부터 순서대로 읽어가고, 구체적인 알아차림 명상법이 필요한 수련생들은 제5장을 먼저 접해도 좋다.

이 책은 내가 명상을 처음 접해서 지금의 이해에 달하는 과정을 정리한 내용이다.

나는 전문 수행자의 영역이라고 생각되었던 명상이라는 주제를 일반인인 내가 나름의 방법을 통해 이해해 보고 실천하면서 느끼고 정리된 것들을 공유하고자 하는 마음으로 이 책을 썼다.

이러한 시도를 통해서 더 많은 사람들이 명상을 좀 더 가벼운 마음으로 접할 수 있고 더 나아가 실천해 볼 수 있기를 바라는 마음이니 부디 스스로 명상을 실천하여 열매를 맛볼 수 있기를 바란다. 위에 언급했듯이 이 책은 개인의 이해와 경험을 정리한 것이기에 나와는 다른 이해와 경험 그리고 더 나아가 더 깊은 이해와 경험을 가진 분들도 있으리라 생각한다.

이 책에 어떠한 잘못이 있더라도 모든 책임은 저자의 이해와 경험 부족일 수 있음을 미리 밝히며 눈 밝은 이들의 애정 어린 질책을 기꺼이 받고자 한다.

이 책을 읽는 모든 사람들이 항상 행복하기를 기원한다.

2018년 봄이 오는 때에
권 수 련

들어가는 글   4

1장 | 명상이란 무엇인가?

1. 명상의 시작   14
2. 명상의 정의   18
3. 명상하는 이유   22
4. 명상의 대상   23
5. 협의(俠義)의 명상법 vs 광의(廣義)의 명상법   27
6. 명상을 잘한다는 것은 무엇인가?   29
7. 명상 자세   33
8. 명상 시간과 공간   42
9. 명상과 현상들   46
10. 명상과 잡념   50
11. 명상 중 장애 극복 방법   54
12. 명상의 지향점   60

2장 | 명상의 큰 두 갈래

1. 마음 고요 명상(지법, 止法)   66
2. 알아차림 명상(관법, 觀法)   68
3. 지법과 관법을 함께 수행하는 이유   77

3장 | 이완

1. 의식과 이완   82
2. 이완을 위한 내관법   88

4장 | 마음

1. 마음이란 무엇인가?   98
2. 마음의 편향성   105
3. 마음의 편향성 극복을 위한 명상법   108

5장 | 명상 수련법

1. 수식관(數息觀)   115
2. 네 가지 대상 알아차림 명상법   120
3. 몸에 대한 알아차림   129

    1) 호흡 알아차림   130
    2) 네 가지 자세 알아차림   133
    3) 분명하게 알아차림   135
    4) 신체 부분에 대한 알아차림   136
    5) 네 가지 근본물질에 대한 알아차림   143
    6) 시체의 상태 변화 알아차림   148

4. 느낌 알아차림　　　　　　　　　　152
5. 마음 알아차림　　　　　　　　　　157
6. 법(法) 알아차림　　　　　　　　　161

　　1) 다섯 가지 장애 알아차림　　　　165
　　2) 다섯 가지 무더기 알아차림　　　175
　　3) 여섯 가지 감각 장소 알아차림　180
　　4) 일곱 가지 깨달음의 요소 알아차림　181
　　5) 네 가지 성스러운 진리 알아차림　186

6장 | 일상의 명상

1. 오감을 통한 알아차림 명상　　　　198
2. 자연과 함께 하는 명상　　　　　　202

　　1) 나무와 함께 하는 명상　　　　　205
　　2) 바람과 함께 하는 명상　　　　　207

3. 걷기 명상　　　　　　　　　　　　209
4. 음식 명상　　　　　　　　　　　　213
5. 지금 이 순간을 사는 명상　　　　　218
6. 과거 치유 명상　　　　　　　　　　227
7. 참회 명상　　　　　　　　　　　　232
8. 용서 명상　　　　　　　　　　　　237
9. 뇌의 선택적 사용을 위한 명상　　　245
10. 선택하는 삶을 위한 명상　　　　　250

나오는 글　　　　　　　　　　　　　258

1장

명상이란 무엇인가?

1장
명상이란 무엇인가?

1. 명상의 시작

사람은 지위, 부귀, 수명, 건강의 차이에도 불구하고 예외 없이 불현듯 마음 한구석 어딘가가 휑하게 비어있는 느낌을 받을 때가 있다. 정도 차이는 있겠지만 그 알 수 없는 허전함을 누구나 느끼고 살아가기 마련이다.

그러한 허전함은 많은 사람의 가슴을 동요하게 만드는 동시에 그것을 해결하고자 하는 강렬한 원인이 되어 삶을 치열하게 살아가게 하는 힘으로 작용하기도 한다. 삶을 지속하게 만드는 그 동력을 바탕으로 인간은 성향과 욕구에 따라 내적이거나 외적인 삶 또는 절충된 삶을 추구한다.

육신이 편안할 수 있는 조건을 갖추기 위해 고군분투하는 사람도 있고 애초부터 그런 조건으로는 행복해질 수 없다는 것을 느끼고 진리를 찾아 떠나는 사람도 있다. 또 어떤 사람은 내적인 삶과 외적인 삶의 중간에 끼어 이러지도 저러지도 못하며 삶의 마지막 순간까지 내면과 외면의 불일치를 경험하며 살아가는 경우도 있다.

고운 최치원의 추야우중(秋夜雨中)이라는 시의 한 구절인 '등전만리심(燈前萬里心)'은 몸은 타향에 있지만 마음은 고향을 그리는 정서가 잘 표현되어 있다. 고운 선생은 이국땅에서 고향에 대한 그리움을 등전만리심의 시구로 표현했지만, 더 나아가면 인간에게는 내면의 고향을 찾는 그리움이 있다고 생각한다. 즉, 자신을 찾고자 하는 그리움이 있으며, 자신이 누구인지 알 때까지는 뭔지 모를 허전함을 느끼는 것은 어쩌면 당연한 일이지 않을까?

 나 역시도 어린 시절 불현듯 삶의 허전함을 느꼈던 적이 있다.
 어느 늦은 오후, 마루에서 잠깐 잠들었다 깼을 때 형언할 수 없는 막막함과 허전함이 밀려왔고 한동안 숨을 쉴 수 없을 것 같은 상태가 지속되었다. 그 허전함은 부모님의 사랑이나 세상에 있는 어떤 조건으로도 채워질 수 없을 것 같은 허전함이었다.
 내가 있어야 할 곳에 있지 않은 것 같은 낯섦과 무엇을 어떻게 해야 할지 전혀 알 수 없는 막막함, 그리고 이유 없는 허무함이 가슴을 찍어 누르는 느낌이었다. 그러한 느낌은 그 이후로도 종종 찾아왔고 그럴 때마다 항상 어딘가로 훌쩍 떠나고 싶은 마음이 생겼다.
 아무도 없는 곳에서 오롯이 혼자 있고 싶다는 열망에 사로잡힌 적도 많았다. 하지만 당시 나는 어렸고, 두려움 때문에 훌쩍 떠나지 못하다가 스물일곱이 되어서야 집을 떠나 자신을 찾는 여정을 본격적으로 시작하게 되었다.
 삶의 허전함을 느꼈던 경험 이후로 나는 무엇을 해도, 어디에 있어도, 어떤 상태와 상황에 있더라도 가슴 속 깊은 곳에서는 늘 겉도는 느낌이곤 했는데 그때마다 항상 그 모든 것을 바라보고 있는 어떤 시선 같은 것을 느꼈다. 그 시선이 몸과 마음으로 하는 모든 것을 주시하는 것 같은 경험을 하면서 모든 것이 현실이 아닌 것 같은 느낌을 받곤 했다.

그 시선은 알아차림이라는 아는 기능인데 알아차림으로 현상을 관찰해보면 모든 존재는 모든 상황이나 조건에서 특정한 방식으로 반응한다는 것을 알게 된다. 알아차림을 모든 순간에 모든 것을 항상 주시하는 '그 시선'이라고 표현했지만 그 시선을 동일 정체성을 유지하는 어떤 실체로 착각하지 말아야 한다.

이에 대한 세부 설명이 필요하지만 뒤에서 좀 더 자세히 언급하기로 한다.

몸과 마음이 반응하는 조건을 관찰해보면 어떤 공식 같은 것이 있음을 알 수 있다. 그래서 알아차림을 하지 않으면 우리는 거의 비슷한 방식으로 반응한다.

인간에게는 다섯 가지의 육체적 감각 기관과 마음이라는 정신적 감각 기관이 있다.

마음은 그 자체로 정신적 감각 기관의 역할을 함은 물론, 육체의 오감을 통해 들어온 정보를 인지하는 역할도 한다. 더 나아가 마음은 감각 기관을 통해 들어온 정보를 다양한 방식으로 가공해서 특정한 방식의 생각과 감정을 만든다. 그리고 이렇게 반복된 정신 활동은 가치 체계로 확립된다.

한 번 형성된 가치 체계는 삶의 준거가 되어 세상과 삶을 정의하고, 평가하고, 결정을 내리는 핵심 요소가 된다. 한번 형성된 가치 체계는 고정불변은 아닐지라도 큰 틀에서 보면 거의 변화가 없다. 이 가치 체계에 의해서 드디어 '자아'라는 개념이 생겨난다.

자아는 자신을 주체로 확정하고 주체 이외의 것들은 객체로 개념화시킨다.

자아가 생기는 동시에 분리감이 형성되어 주객이 분리되고 세상은 분화되기 시작한다.
자아 개념이 들어서기 전에는 모든 존재는 분리를 느낄 수 없었다.
자아 개념이 들어서기 전에는 모든 것에서 어떠한 모순도 없었다.
자아 개념이 들어서기 전에는 모든 것에서 어떠한 우열도 없었다.

하지만 자아 개념이 생기면서 모든 것은 분리되고 모순되고 우열이 생겨 차별화된 가치로 자리매김하기 시작한다. 분리감은 원래 존재하는 것이 아닌 착각 상태에서만 존재하는 것이기에 그 착각의 상태를 벗어나고자 몸부림치는 것이 존재 일반의 삶이라 생각한다. 따라서 인간이 겪는 모든 경험은 사실 착각 없는 상태로 회귀하고자 하는 몸부림일 수 있다. 자신의 정체성을 찾기 위해 자신을 특정 범주 혹은 대상과 동일시하면서 '나'라는 착각을 일으킨다.

이러한 잘못된 동일시의 경험은 변증법적으로 진행되어 자신이 설정한 '나'라는 개념이 모순적인 상황과 만나면 동일시의 범주와 대상을 수정하여 또 다른 '나'를 확립하는 방식으로 '자아'의 개념을 재정립하게 된다.

인간이 고뇌하는 근본적인 원인은 매 순간 끊임없이 자아가 변하고 있음에도 불구하고 고정불변하는 실체로서의 '나'가 있는 것 같은 착각으로 인해 실제 삶의 나와 자신이 설정한 '나' 사이에 모순과 괴리가 생기기 때문이다. 그래서 인간의 고뇌는 이러한 일련의 동일시와 모순이라는 정반합의 과정에서 나오는 부산물이 아닐까 한다.

인간은 이러한 정반합의 과정을 통해서 비로소 자신에 대한 탐구를 시작하게 되고 이것이 명상의 조건이 된다.

◇ ◇ ◇

2. 명상의 정의

　나는 1.1.에서 '어떤 시선이 몸과 마음으로 하는 모든 것을 주시하는 것 같은 경험'을 언급했는데 어느 상황과 순간에도 몸과 마음의 과정을 바라보고 있는 그 기능을 통해서 인간은 자신의 잘못된 동일시와 모순을 지속적으로 자각하게 된다고 생각한다. 이러한 기능이 바로 '나' 아닌 것을 '나'로 동일시하는 과정에 의문을 품게 하고 모순을 느끼게 하는 근원이다.

　나는 이 기능을 '알아차림'으로 정의한다. 이 알아차림으로 인해 인간은 경험하는 현상에 끌려다니지 않고 착각과 착각 아닌 상태를 자각할 수 있다. 이러한 일련의 알아차림 과정이 명상이라고 생각하면 어떨까?

　명상이 무엇인지 한마디로 정의하기는 쉽지 않지만 이해를 돕기 위해 가능한 수준에서 정의한다면, '알아차림을 통해 있는 그대로의 실상을 검증해 가는 방법과 과정'이라고 말하고 싶다.

　위 명상의 정의를 토대로 아래 몇 가지 상황을 살펴보자.

　자아를 유지하고 싶은 이들이 명상을 한다면 어떨까? '자아'라는 개념이 형성되는 과정 자체가 동일시와 모순이라는 변증법적 과정이므로 이 구조에서는 변화로 인해 항상 내적인 갈등을 겪게 되지 않을까?

　고정불변한 실체로서의 자아가 있다고 믿거나 그렇게 되고 싶다는 인간의 뿌리 깊은 열망이 있는 한 현실적으로 경험할 수 있는 유익함(행복)은 항상 반대급부에 부딪히게 될 것이다. 왜냐하면 이러한 구조에서 느끼는 행복은 결국 조건 따라 바뀌기 마련인 행복이고 일시적인 행복이 될 것이기 때문이다.

 상황이 이렇다면 자아를 유지하고 싶은 이들은 조건발생적이고 한시적 행복을 위해서 굳이 명상할 필요를 느끼지 못할 수도 있다.

 초월적인 어떤 상태를 지향하는 이들은 어떻게 느낄지 생각해 보자.

 초월은 주로 우리의 육체와 정신으로 쉽게 경험되기 어려운 어떤 상태나 현상일 것이다. 초월을 경험하지 못하는 이유는 그러한 조건을 갖추지 않았기 때문이다. 초월을 경험할 어떤 조건을 갖추면 초월은 경험될 것이다.

 그런데 설령 초월을 경험했다고 해서 그것이 어떤 의미를 가지겠는가?

 초월할 조건이 갖춰져서 경험한 초월은 단순한 원인과 결과의 흐름일 뿐이지 않은가?

 또 초월을 경험했는데 여전히 고정불변의 자아라는 개념을 가지고 있어서 초월도 실재하고 초월 경험의 주체도 실재한다고 착각한다면 이 경험이 오히려 정신적 속박이 되지는 않을까?

 명상을 통해서 깨달음을 얻고자 하는 사람의 경우는 어떨까?

 깨달음이 무엇인지 모르면서 깨닫기 위해서 명상하는 것은 어디로 갈지 모르면서 무작정 길을 나서는 것과 차이가 없다. 깨달음은 개념으로 알 수 없다. 개념으로 알 수도 없는 깨달음을 무작정 명상을 한다고 깨닫는 것이 가능하겠는가?

 깨달음에 대한 논의를 더 진행하기에 앞서 그럼 나는 무엇을 깨달음으로 보고 있는지 알고 넘어가자.

세상에 깨달음의 정의는 다양하다. 나는 다른 사람들이 정의하는 깨달음에는 관심을 가질 필요도 없고 굳이 논할 필요도 없다고 생각한다. 깨달음이 무엇인가에 대한 갑론을박은 장구한 세월을 통해서 각 전통에 따라 이미 다른 관점을 가지고 있기 때문이다. 그래서 여기서는 내가 정의하는 깨달음이 무엇인지만 언급하고자 한다.

내가 정의하는 깨달음은 '현상은 고정불변하지 않고, 조건 따라 변하고, 그 변화 안에는 자아라고 동일시할만한 어떠한 실체도 없다는 것'이다. 나는 다양한 영적(靈的) 기적(氣的) 체험을 했지만 그런 것들은 마음의 투영일 뿐이라고 생각하기에 특정 상태에 대한 경험을 깨달음으로 보지는 않는다. 대신 단지 알아차림을 통해 위에 말한 현상의 변화와 정체성의 실체화가 가능하지 않다는 것만 안다면 더 이상 갑론을박이 필요 없다고 생각한다.

인간을 포함한 모든 존재의 경험은 다 의식이 발현된 것이다. 어떤 상황에서 어떤 경험을 하든 그 경험은 절대객관으로 존재하는 것이 아니라 철저히 주관적으로만 존재하는 것이고, 그것이 주관이라는 것을 알아서 절대적이라고 우길 필요가 없다는 것을 알면 된다. 이 상태를 나는 마음의 구조를 봤다고 표현한다.

깨달음을 얻으려고 명상하는 사람에 대해 회자되는 이야기 중에 '기왓장을 가는 사람'의 비유가 있다.

어떤 수행자가 깨닫기 위해서 줄곧 명상한다고 앉아있었다. 그것을 지켜보던 그의 스승이 제자가 보는 앞에서 기왓장을 갈고 있었다.

그래서 제자가 스승에게 왜 기왓장을 가느냐고 물었다. 스승은 기왓장을 갈아서 거울을 만들려고 한다고 답했다.

제자는 스승의 답을 듣고 기왓장을 아무리 갈아도 거울을 만들 수 없다고 답했다.

그러자 스승은 제자에게 백날 앉아서 명상만 한다고 깨닫는 것이 아니라고 말했다.

위 일화에서 알 수 있듯이 명상한다고 깨달을 거라는 생각을 하고 있다면 그것은 명상에 대한 이해가 아직 충분치 않다는 방증일 수 있다. 명상은 깨달음에 이르는 많은 방법 중 하나일 수 있지만 명상이 깨달음의 보증 수표가 될 수는 없다. 아무리 명상한다고 앉아있어도 현상의 본질을 꿰뚫는 지혜가 없는 한 깨달음은 요원하다. 반대로 전혀 앉아있지 않아도 현상의 본질을 꿰뚫는 지혜가 있다면 반드시 깨닫는다.

다음으로 깨달아서 무엇을 할 것인지 생각해 보자.

깨달음에 대해서 흔히들 갖는 환상 중의 하나는 깨닫고 나면 모든 것에 통달하고 모든 것에 걸림이 없을 것이라는 생각이다. 하지만 깨닫는다고 만사형통하는 것이 아니다. 만사형통하기 위해서는 깨달음의 여부와 상관없이 만사형통할 만한 원인을 지어야 결과로서 만사형통을 경험하게 된다.

깨달음은 삶의 속성을 알았다는 것이지 삶의 속성에서 초탈한다는 의미는 아니다.

지구라는 환경에서 인간이라는 몸을 입고 사는 한 정신적 자유를 얻었다는 것이 모든 사람의 마음을 다 헤아려 알고 맞출 수 있다는 뜻이 아니며, 모든 사람의 관념적 수준에 맞게 행동할 수 있다는 뜻도 아니다.

아무리 깨달은 사람이 배려를 한다고 해도 여전히 각자가 가진 의식의 눈높이로 세상을 경험하기 때문에 깨달은 사람은 내면의 부딪힘을 겪지 않을 수 있지만 관계하는 사람들과의 부딪힘을 겪지 않을 수는 없다. 육체적으로도 생로병사의 모든 과정을 똑같이 경험한다. 단지 차이가 있다면 자아라는 개념으로부터 자유로워졌기 때문에 마음의 고통이 없는 것일 뿐 육신의 한계와 괴로움은 여느 사람과 다르지 않다.

깨달음은 초월 상태가 아니고 삶의 속성과 존재의 속성을 명확하게 알아서 더 이상 자아라는 개념에 집착이 없는 상태다. 그래서 깨달음은 원인과 결과에 순응하는 삶을 살 수 있는 상태로 인도할 뿐이다.

3. 명상하는 이유

명상을 '알아차림을 통해 있는 그대로의 실상을 검증해 가는 방법과 과정'이라고 정의한 중요한 이유가 있다.

사람은 누구나 기준을 가지고 있다. 그 기준을 우리는 가치관이라고 부르며 가치관은 한 존재의 방향타와 같다. 그래서 만일 한 사람의 가치관이 있는 그대로를 볼 수 없는 가치관이라면 이것은 마치 첫 단추를 잘못 끼운 것과 같다.

첫 단추를 잘못 끼운 옷은 보기도 싫고 입었을 때 불편함을 주기 때문에 결국 잘못 끼운 단추를 다 풀고 다시 단추를 끼워야 한다.

마찬가지로 있는 그대로를 보지 못하는 가치관을 가졌다면 세상의 모든 것을 왜곡되게 보고 왜곡된 현실을 경험할 것이다. 이 상태에서는 자신이 괴로울 뿐만 아니라 그와 관계하고 있는 사람들도 함께 괴로움을 겪게 만든다.

행복한 삶이란 있는 그대로의 삶 아니겠는가?
따라서 우리가 명상을 해야 하는 이유는 '있는 그대로 보고 있는 그대로 살기 위해서'이다.

4. 명상의 대상

명상할 때 왜 대상이 필요하며 무엇을 대상으로 선택해야 하고 왜 대상을 선택해서 명상해야 하는지 잘 모르는 경우가 있다. 또 그 대상을 가지고 어떻게 명상하는지 궁금할 것이다.

각 명상 전통마다 명상의 대상이 다르고 대상별 목적과 쓰임이 다르기 때문에 명상의 대상이나 명상법 자체를 비교하거나 평가하는 것은 큰 의미가 없다.

그래서 이 장에서는 명상의 대상에 대한 이해를 돕기 위해 마하사띠파타나숫타(Mahāsatipaṭṭhāna Sutta, DN22, 대념처경)를 참고하여 설명하고자 한다.

마하사띠파타나숫타는 붓다가 가르쳤던 명상법을 정리한 초기 불교 경전 중의 하나로 명상 대상과 방법이 일목요연하게 정리되어 있다.

명상에 관심이 있거나 명상 수행을 하는 사람 중에도 간혹 타 종교나 가르침에 대해서 민감한 사람들이 있다. 따라서 붓다라고 하는 인물에 대한 종교적 편견이 있는 독자들은 이 책을 읽는 동안만이라도 잠시 열린 마음으로 공부하는 시간을 가져보길 바란다. 나아가 붓다라고 하는 명상의 대가가 사람들의 타고난 성향과 기질에 맞춰 명상 대상에 대한 혼란을 덜어주기 위해 얼마나 깊은 애정을 가지고 그의 경험과 지식을 공유했는지 느껴보기 바란다.

마하사띠파타나숫타에서 붓다는 명상의 대상을 크게 네 가지로 구분하고 '사념처(四念處)-네 가지 마음챙김의 대상'을 제시한다.

첫 번째 대상은 몸(身, 신), 두 번째 대상은 느낌(受, 수), 세 번째 대상은 마음(心, 심), 네 번째 대상은 법(法, 현상의 보편성 또는 진리)이다.

위 네 종류의 대상은 다시 항목별로 세분된다.

첫 번째인 몸은 열네 개의 대상으로 세분되어 있다. 즉 ①들숨과 날숨, ②네 가지 자세, ③네 가지 분명한 알아차림, ④몸의 32부분, ⑤네 가지 근본물질, ⑥~⑭아홉 가지 시체의 상태 변화이다.

두 번째인 느낌은 크게는 세 가지 대상으로 구분하고 더 자세하게는 아홉 가지 대상으로 나누기도 한다. ①즐거운 느낌, ②괴로운 느낌, ③즐겁지도 괴롭지도 않은 느낌이다. 이를 더 세분해서 아홉 가지 대상으로 구분하면 위 세 가지 느낌에 ④세속적 즐거운 느낌, ⑤비세속적 즐거운 느낌, ⑥세속적 괴로운 느낌, ⑦비세속적 괴로운 느낌, ⑧세속적 즐겁지도 괴롭지도 않은 느낌, ⑨비세속적 즐겁지도 괴롭지도 않은 느낌이 추가된다.

세 번째인 마음은 16개 대상으로 세분되어 있다. 하지만 이 모든 마음을 하나의 마음으로 보고 한 개로 구분하기도 한다. ①탐욕이 있는 마음, ②탐욕이 없는 마음, ③성냄이 있는 마음, ④성냄이 없는 마음, ⑤미혹된 마음, ⑥미혹되지 않은 마음, ⑦위축된 마음, ⑧산만한 마음, ⑨고귀한 마음, ⑩고귀하지 않은 마음, ⑪위가 남아 있지 않은 마음, ⑫위가 남아 있는 마음, ⑬삼매에 든 마음, ⑭삼매에 들지 않은 마음, ⑮해탈한 마음, ⑯해탈하지 않은 마음이다.

네 번째인 법(法)은 다섯 개의 대상으로 세분되어 있다. ①다섯 가지 장애, ②다섯 가지 무더기, ③여섯 가지 감각 장소, ④일곱 가지 깨달음의 구성 요소, ⑤네 가지 성스러운 진리이다.

붓다가 살았던 시기가 대략 BC 4~5세기쯤이고 붓다 이전에도 다양한 명상법들이 있었지만 큰 틀에서는 붓다의 명상 대상과 방법의 범주에 대부분 포함된다고 보기 때문에 따로 언급하지 않는다.

붓다 이후에도 다양한 명상법들이 생성, 변화, 소멸했지만 이러한 명상법들 역시도 그 차이가 대동소이하다. 붓다의 명상법은 크게 마음을 고요하게 대상에 묶어 두는(대상과 합일시키는) 지법(止法, Samatha)과 현상의 변화를 알아차리는 관법(觀法, Vipassana)으로 대별되는데 큰 틀에서 모든 명상법은 이 두 가지 방법론을 벗어나지 않는다. 지법과 관법에 대한 자세한 설명은 1.10.의 지법과 관법에서 자세히 다루겠다.

붓다는 명상의 대상을 크게 네 가지로 나눴는데 그 구분은 존재란 무엇인가에 바탕한 구분, 특히 인간은 무엇인지에 대한 답을 찾을 수 있는 방법을 알려주기 위한 구분이다.

인간은 육체(물질)와 정신의 유기체이다. 따라서 위 사념처의 분류법을 볼 때 몸은 물질을 관찰하는 방법으로 제시한 명상의 대상이고 느낌, 마음, 법은 정신을 관찰하는 방법으로 제시한 명상의 대상들이다.

붓다가 이렇게 명상의 대상을 육체와 정신의 범주로 나눈 것은 당시 사람들이 고정불변의 실체적 자아라는 개념에 매여있었기 때문에 그것에 경종을 울리고 실상을 보게 하려는 의도에서였다. 물론 이러한 자아관은 21세기를 사는 현대인이라고 해서 크게 달라진 것은 없다.

의식적으로든 무의식적으로든 고정불변하는 실체로서의 자아 개념에서 벗어나기 위해서는 스스로의 앎을 통한 검증이 가장 효과적일 것이다. 그러한 목적에 부합하는 두 가지 방법이 지법인 삼매와 관법인 알아차림이다.

마음이 방황하지 않고 대상에 온전히 집중되는 삼매를 통해 마음을 정화할 수 있다. 또 그러한 삼매를 경험하거나 삼매에 근접한 수준의 투명해진 마음에서 나와 현상의 변화를 알아차림 하면 현상의 본질을 꿰뚫어 알게 되어 현상이 조건발생적이라는 진리를 깨칠 수 있다.

붓다가 명상의 대상으로 사념처를 선정한 것은 마음을 전향시켜 현상의 변화를 관찰할 초석이 필요했기 때문이다. 명상의 대상을 여러 가지로 많이 선정한 이유는 대상에 전향하는 마음의 섬세함이 사람의 성향에 따라 다르기 때문이다.

거친 대상은 쉽게 알아차리지만 섬세한 대상은 알아차리기 힘든 사람은 몸이나 느낌을 위주로 알아차림 할 수 있도록 하고, 더 섬세하게 알아차리는 것이 성향에 맞는 사람은 마음이나 법(法)을 대상으로 삼도록 한 것이다.

그렇다고 이 모든 명상의 대상을 다 알아차려야 하는 것은 아니다.

어느 하나의 대상만을 지속적으로 알아차려도 되고 사념처의 특정 대상들만 알아차려도 된다.

중요한 것은 알아차림을 통해 현상의 변화를 꿰뚫어 알아 지혜를 계발하는 것이다. 결국 붓다가 명상법을 통해 말하고 있는 것은 선택한 대상에 마음을 전향하여 산란함을 가라앉히는 것과 정화된 마음으로 알아차림 하여 현상의 변화를 '있는 그대로' 꿰뚫어 알아야 한다는 것이다.

5. 협의(俠義)의 명상법 vs 광의(廣義)의 명상법

명상에 대한 의견을 나누다 보면 사람마다 생각하는 명상의 범주가 다름을 알게 된다. 어느 범위까지는 명상으로 보고 그렇지 않은 부분은 명상이 아니라는 식의 범주화가 생기기 때문에 보편성을 찾아내는 작업이 필요하다.

먼저 요가의 예를 들어 이해를 해보자.

어떤 사람은 요가가 자세(아사나)라고 생각하고, 다른 어떤 사람은 명상이라고 생각하고, 또 다른 어떤 사람은 다이어트 운동이라고 생각하기도 한다. 요가를 자세(아사나)라고 생각하는 사람 중에는 자신이 생각하기에 요가다운 자세가 요가이고 그렇지 않은 자세는 요가가 아니라는 식으로 이해하는 이들도 있다. 흔한 예로 '그 자세는 필라테스지, 요가는 아니잖아?'라는 식이다.

나에게 요가가 무엇이냐고 물어보면 '요가는 그저 삶의 방식–Life Style'일 뿐이라고 답한다. 요가수트라(Yoga Sutra)라는 요가 경전에 "요가는 마음

작용의 정지"라고 정의되어있다. 이 정의에 따라 요가가 무엇인지 좀 더 쉽게 풀어보면, '요가는 마음이 작용하지 않도록 만드는 모든 방법론'이다.

요가에 적용한 위의 방식을 명상에 적용해 보자.

명상이 무엇인가라는 물음에 사람들은 좌선, 눈을 감고 생각하는 것, 생각을 끊는 것, 하나의 대상에 강하게 집중하는 것, 신이나 깨달은 자와 합일하는 것, 알아차림 하는 것 등 다양한 방식으로 답하는 것을 볼 수 있다. 그중 좌선을 명상이라고 생각하는 사람들 중에는 좌선하지 않으면 명상하지 않는 것이라고 생각하기도 한다. 더 세부적으로는 오직 결가부좌(Full Lotus Pose)만이 좌선이고 반가부좌나 평좌는 좌선이 아니라고 보기도 한다.

앞에서 명시했듯 나는 명상도 요가와 같이 그저 '삶의 방식-Life Style'일 뿐이라고 생각한다. 내가 '알아차림을 통해 있는 그대로의 실상을 검증해 가는 방법과 과정'이라고 명상을 정의한 이유는 있는 그대로의 실상을 검증할 수 있는 방법과 과정은 다양하다고 보기 때문이다.

그래서 나는 우리 각자가 생각하는 특정 방식의 명상법을 '협의의 명상법'이라고 정의하고, '알아차림을 통해 있는 그대로의 실상을 검증해 가는 방법과 과정'에 사용될 수 있는 모든 방법론을 통틀어 '광의의 명상법'이라고 정의한다. 따라서 내가 명상을 그저 삶의 방식일 뿐이라고 한 것은 광의의 명상법으로 접근한 명상을 이야기한 것이다.

어떤 방법과 과정이 되었든, 그로 인한 명상의 결과가 무엇이든, 각자의 기질과 성향에 적합한 모든 방법과 과정들을 통해서 있는 그대로의 실상을 검증해 간다면 그것으로 족할 것이다.

◇◇◇

6. 명상을 잘한다는 것은 무엇인가?

 명상 입문자든 어느 정도 수련을 한 사람이든 명상의 질을 관념적으로 평가하는 수준을 벗어나기가 쉽지는 않다.
 우리는 오랫동안 평가하고 평가받는 것에 익숙한 상태로 살아왔고 그러한 과정을 통해서 발전하거나 향상된다고 믿기 때문에 명상의 질에 대한 평가에서 자유로울 수 없는 것이 당연한지도 모르겠다.
 그러나 그러한 시스템이 유지되는 사회에서 살아온 결과가 무엇인지 이제는 되돌아볼 필요가 있다. 왜냐하면 평가에 의해 훈련된 시스템에서 살아온 우리는 타인이 정해놓은 기준에 미치지 못하면 열등감에 빠지고, 그 기준을 상회하면 우월감에 빠지고, 그 기준의 범주에 드는 사람은 안주하기 때문이다.
 평가에 의한 우월, 열등, 안주라는 상태는 사람을 불안정하게 만드는 원인이 될 수도 있다. 우월해도 언제 추월당할지 몰라 좌불안석하게 되고, 열등감에 빠진 사람은 희망이 안 보여서 좌절하기 쉽고, 안주하는 사람은 자신에 대해서 배울 기회가 많지 않다.
 이 세 가지의 출발이 바로 '비교'이다.
 사회적으로는 비교를 통해 분발하고 목표를 정해 향상을 도모하는 긍정적 요소가 있을 수 있다. 하지만 명상에서 비교는 불필요하다.
 사회에서 일상화된 비교로 인해 우월감, 열등감, 안주라는 세 가지 덫에 걸려 행복하지 않다고 느껴서 명상을 하는 것인데, 명상을 하면서도 비교를 통해 우월, 열등, 안주의 상태에 머물러 있다면 굳이 명상할 이유가 있겠는가?

명상에서 말하는 행복은 아주 간단하다.

비교를 통해 우위권을 점유하거나, 소유하거나 성취하는 것에 따라 행복해지는 것이 아님을 스스로 아는 것이다. 오직 있는 그대로의 상태를 인정하고 경험하는 모든 것들이 원인과 결과의 과정임을 이해함으로써 자연스러운 행복을 경험하는 것이다.

예를 들어, 어떤 사람이 나보다 우월한 위치에 있다는 비교의식이 생기면 그 상태를 부러워할 것이 아니라 그가 그 상태에 이르기까지 노력한 정도를 보고 자신도 그 정도의 노력을 하면 된다는 것을 아는 것이다. 세상의 모든 것은 더할 것도 없고 뺄 것도 없이 모두 원인과 결과의 흐름일 뿐임을 안다면 어떤 상태에서도 우월하거나 열등하거나 안주하거나 하지 않고 오직 담담한 마음으로 받아들일 수 있을 것이다.

현재 상태를 인정하고 나면 다음 상태를 어떻게 경험하고 싶은지 선택할 수 있고 자신이 더 높은 지위와 향상된 처우를 바란다면, 그로 인해 파생될 기회비용을 따져보고 자신이 진정 원하는 상태만큼 원인을 지어가면 된다. 모든 것을 있는 그대로 인과의 흐름으로 인정할 수 있다면 삶은 어떤 상태에 있어도 평화로울 수 있다.

흔히 착각하는 것 중 하나가 이상적인 특정 상태에 있어야 행복할 것이라고 여기지만 행복은 해석의 문제일 뿐 상태의 문제가 아님을 이해할 필요가 있다. 만일 행복이 상태의 문제라면 어떤 상태에 있더라도 비교 대상이 나타나는 순간 행복의 정도는 바로 바뀌고 말 것이다.

나에게 명상을 배우던 어떤 학생은 "명상이 잘 안 되어 마음이 더 혼란스럽다"는 볼멘소리를 하곤 했다.

그래서 물었다.

첫째, 무엇이 명상을 잘 하는 것인지 아는가?

둘째, 자신이 생각하는 상태에 달하면 행복할 것이라고 생각하는가?

명상을 잘한다는 자신만의 관념을 정해놓고 그 관념에 맞으면 명상을 잘 하는 것 같아 기분이 좋고 그렇지 않을 경우 기분이 나빠진다면 이게 과연 명상을 하는 것인가? 그가 정한 상태나 현상을 경험한다고 해서 행복해진다면 그건 성취를 통한 행복이지 모든 것을 있는 그대로 보고 인과 흐름을 알아서 오는 진정한 행복과는 거리가 멀다.

그런 수준의 행복은 굳이 명상을 안 해도 조건만 맞으면 생기는 행복이다. 따라서 명상을 온전히 경험하고자 한다면 잠시 자신의 판단은 내려놓고 그저 현상을 있는 그대로 알아차림 하는 연습을 해야 한다.

우리의 행복을 방해하는 오랜 고질병은 '우리가 정한 특정 가치에 부합하여 목표를 달성하는 것을 행복으로 여긴다는 것'이다. 무의식중에 이런 고질병이 배어있다.

그래서 명상을 해도 자신이 설정한 관념으로 인해 혼란을 겪고 마음의 평화가 깨지는 것이다. 자신이 만든 틀 때문에 삶 속에서 부딪힘과 고뇌를 겪었음을 알았다면 이제 명상하는 시간만큼이라도 그 틀을 잠시 내려놓고 그것이 무엇이든 있는 그대로 알아차림 하면 된다. 판단과 반응을 멈추고 그저 알아차림 하는 습관을 기르면 그것으로 족하다.

명상을 벽돌을 만드는 과정과 빗대어 생각해 보자.

어떤 날은 자신이 생각하기에 이상적인 네모반듯하고 단단한 벽돌을 만들었다. 다른 어떤 날에는 반쯤 깨지고 푸석한 벽돌을 만들었다. 또 다른 어떤 날은 세모나고 작은 벽돌을 만들었다. 만일 네모반듯하고 단단한 벽돌만이 가치 있다고 생각한다면 다른 모양과 형태, 질감의 벽돌을 만든 날은 행복하지 않을 것이다. 하지만 집을 지을 때 반드시 네모반듯하고 단단한 벽돌만 필요한 것은 아니다. 어떤 부분은 세모난 벽돌도 필요하고 어떤 부분은 반쯤 깨진 벽돌이 요긴하게 쓰이는 곳이 있다. 만일 네모반듯하고 단단한 벽돌만 있다면 절대 온전한 집을 짓지 못할 것이다. 그런 경우에는 오히려 온전한 집을 짓기 위해 일부러 네모반듯하고 단단한 벽돌을 깨서 반쯤 깨진 벽돌이나 세모난 벽돌을 만들어야 한다.

명상을 이와 같이 바라본다면 명상을 통해 경험하는 모든 것은 전혀 버릴 것이 없고 그 자체로 온전한 가치를 지닌다. 즉, 명상을 성취나 향상의 개념으로 볼 필요가 없다는 말이다.

어떤 것을 얻기 위해서 명상하려는 의도를 내려놓고 그저 있는 그대로 볼 수 있으면 충분하다.

명상을 함에 있어 알아차림(또는 집중)을 향상시키는데 도움이 된다고 생각하는 환경과 요소들이 있을 것이고 그렇지 않은 환경과 요소들도 있다. 그럼에도 불구하고 그 모든 것들이 끼치는 영향을 담담히 받아들이고 명상의 대상을 알아차림 하다 보면 어느 순간 현상에 대한 보편성을 꿰뚫는 지혜가 드러날 것이다. 그렇게 알아차림의 임계점이 누적되면 삶이 있는 그대로 보이는 경험을 하게 될 것이다.

명상은 잘 할 필요가 없고 잘 한다는 표현이 성립되지 않는다. 다만 자신만의 답을 찾고자 하는 열망만 있으면 된다. 사람이 무엇인가를 하기 위해서는 동기가 필요한데 '나를 명상하게 만드는 그 무엇'을 스스로 찾기 전에는 지속적인 명상을 할 수 없다.

결국 '나는 누구인가?', '나는 어디서 왔다 어디로 가는가?', '나는 왜 사는가?' 같은 삶에 대한 근본적인 질문들에 대한 답을 얻고자 하는 열망이 있어야 한다.

7. 명상 자세

명상할 때 어떤 특정 자세를 정해야 하는 것은 아니다.
일반적으로 좌선을 주로 하라고 권하지만 이것 역시 개인의 신체 상태나 정신적 성향에 따라 달라질 수 있으므로 유연하게 선택할 수 있다.
보통 명상 자세로 좌선을 권하는 이유를 알아보자.
사람의 자세는 대표적으로 선 자세, 앉은 자세, 누운 자세로 구분할 수 있다. 위 세 가지 중 가장 안락한 자세가 무엇인지 물어보면 대부분 누운 자세라고 말한다. 자세를 유지하는데 드는 에너지를 고려하면 그 말이 맞겠지만 알아차림과 집중이라는 명상의 핵심을 고려하면 누운 자세는 그리 적합한 자세가 아니다. 누우면 안락함으로 인해 쉽게 잠들거나 알아차림을 놓치기 쉽고 안락함 자체의 감각을 즐길 위험에 빠질 수 있기 때문이다.

선 자세는 자세 유지에 에너지 소모가 많고 근골격에 상당한 부담을 줄 수 있어 알아차림과 집중을 방해할 수 있다. 앉은 자세는 위 두 자세의 단점을 보완하여 너무 안락하지도 너무 불편하지도 않은 적절한 자세로 볼 수 있다.

물론 위 세 가지에 해당하지 않는 정지 자세와 움직임도 있을 수 있다. 하지만 위 세 가지 자세를 벗어나는 정지 자세와 움직임은 일정 시간 이상 마음을 대상에 전향하거나 알아차림 해야 하는 명상의 특성상 방해 요소가 많으므로 나는 잘 권하지 않는다. 일단 자세가 안정되지 못하면 자세를 유지하기 위해 뺏기는 에너지가 많아 알아차림과 집중이 약해지기 쉽다.

이 외에도 요가 전통에서 움직이는 아사나 수행을 명상의 방편으로 활용하기도 하고 다른 영성 전통에서 춤이나 움직임을 통한 명상법을 제시하기도 한다. 하지만 내 판단에는 움직임이 많아지는 방법들은 집중 명상이든 알아차림 명상이든 초보자에게는 그리 쉽지 않은 명상법이다. 그래서 개인적 성향이 이들 명상법에 특화된 사람일 경우를 제외하고는 일반적으로 통용되는 좌선을 주로 권한다.

정지 상태와 움직임 상태에서의 명상을 사냥에 비유해 보면 조금 이해가 쉬울 것 같다.

사냥꾼이 토끼를 잡으려고 총을 겨누는 네 가지 경우를 아래와 같이 나눠보자.

첫째, 토끼도 달리고 있고 사냥꾼도 총을 겨누며 달리고 있다.

둘째, 토끼는 달리고 있고 사냥꾼은 멈춰 총을 겨누고 있다.

셋째, 토끼는 멈춰있고 사냥꾼은 총을 겨누며 달리고 있다.

넷째, 토끼도 멈춰있고 사냥꾼도 멈춰 총을 겨누고 있다.

여기서 토끼는 명상의 대상이고 사냥꾼은 알아차림(또는 집중)이다.

첫 번째 경우는 명상 대상을 이 대상 저 대상으로 자주 바꾸고 알아차림(또는 집중)도 약한 상태이다.

두 번째 경우는 명상 대상을 자주 바꾸지만 알아차림(또는 집중)은 좋은 상태이다.

세 번째 경우는 명상 대상을 특정했지만 알아차림(또는 집중)은 약한 상태이다.

네 번째 경우는 명상 대상도 특정했고 알아차림(또는 집중)도 좋은 상태이다.

당연히 네 번째 경우처럼 명상 대상도 특정하고 알아차림(또는 집중)도 좋은 상태가 가장 이상적일 것이다. 물론 자세 자체만으로 명상의 질이 현저하게 차이가 나는 것은 아니지만 숙달된 명상 수련자가 아닌 이상 자세에서 오는 불편함이 명상에서의 알아차림(또는 집중)에 상당한 영향을 끼친다는 것은 부정할 수 없다. 따라서 명상 수련 시 자세는 자신의 신체적 특성과 정신적 성향을 고려하여 적절한 방법을 선택하는 것이 좋다.

선 자세와 누운 자세는 보편적인 앉은 자세보다 덜 통용되는 자세이므로 이에 대해 먼저 간단히 알아보고 앉은 자세에 대해서 좀 더 자세히 알아보자.

선 자세의 명상은 주로 행선(行禪) 또는 경행(徑行)이라고 부른다.

행선은 선 자세로 정지한 상태의 명상법이 아니라 일정 거리(복도 또는 경행대)를 천천히 걸으면서 하는 명상법이다. 천천히 걸으며 몸을 알아차리거나 마음을 알아차리는 행선법에서도 집중이나 알아차림을 항상 강조하지만 사실 더 큰 방점은 노력(정진, 精進)의 요소에 있다.

명상 수련을 하다 보면 졸리기도 하고, 마음이 해이해지기도 하고, 피곤하여 몸이 힘들기도 하고, 기혈순환이 잘되지 않아 병이 생기기도 하고, 식곤증으로 인해 의식이 혼미해지기도 한다. 또한 장시간 앉아 명상할 경우 근력이 약해지기도 한다.

이런 단점들을 보완하고 극복하기 위해 일정 거리를 천천히 걸으며 명상하는 행선법을 권하는 것이다.

누운 자세의 명상법은 와선(臥禪)이라고 부른다.

와선은 행선이나 좌선보다 체력 소모가 적고 편안할 수 있지만 안락함으로 인해 명상의 핵심 요소인 알아차림(또는 집중)을 놓치기 쉽고 안락함 자체의 감각을 즐기는 위험에 빠질 수도 있다.

하지만 초보자, 집중력이 약한 사람, 몸이 많이 경직된 사람, 아픈 사람 등은 필요에 따라 누운 자세로 명상할 수 있다. 만일 누운 자세를 취한다면 무릎을 세우고 무릎 사이에 주먹 하나가 들어갈 정도의 공간을 유지한 채 양손을 배에 얹어 무릎과 팔 모양을 유지하면 의식을 놓치지 않도록 하는데 도움이 된다.

누운 자세에서 알아차림(또는 집중)을 놓치면 무릎과 팔이 풀려 자세가 흐트러지므로 스스로 명상의 질을 점검할 수 있다. 또한 바닥이 너무 안락할 경우 잠에 빠지기 쉬우므로 바닥이 너무 안락하지 않도록 맨바닥에서 명상하거나 얇은 매트를 깔고 눕도록 권한다.

명상 자세 중 가장 일반적으로 통용되는 앉은 자세에 대해서 조금 자세히 알아보자.

앉은 자세도 신체 상태나 성향에 따라 다양하게 선택할 수 있지만 몇 가지 원칙은 공통으로 적용되므로 그 원칙들을 적용하면 자세를 편안히 하는 데 도움이 될 수 있다. 아직도 많은 명상 수련자들이 자세에 대해서 잘 알지 못하고 그다지 신경을 쓰지 못한다. 그런데 현실적으로는 잘못된 자세 때문에 상당한 어려움을 겪기도 한다.

명상을 소개하는 다양한 책들이 있지만 실제 수련과 관련된 자세에 대해서 상세히 다루지 않다 보니 잘못된 자세로 명상을 지속하여 근골격계 질환을 앓는 사람들도 있고 소화불량이나 혈액순환 장애, 상기병 등을 포함한 다양한 정신적 육체적 고통을 겪는 사람들도 있다. 따라서 자세로 인해 발생할 수 있는 문제들을 조금이나마 줄이기 위해 필수적으로 알아야 할 사항들을 앉은 자세를 기준으로 설명한다.

해부학적으로 가장 이상적인 자세는 척추가 중립인 상태에서 머리가 몸통 중심에 놓여있는 상태이다. 보통 일상적으로 앉은 자세를 보면 등이 둥글게 말리거나 상체가 앞으로 쏠리고 목이 앞으로 과도하게 나간 경우가 많다. 등이 말리거나 상체가 앞으로 쏠리는 자세에서는 호흡의 주동근인 가로막(Diaphragm)이 과도하게 압박된다.

호흡은 척추중립(Neutral Spine) 상태에서 가장 최적화되는데 등이 말리거나 상체가 앞으로 쏠리면 척추중립이 깨지면서 호흡 공간이 줄어들게 된다. 가장 자연스러운 호흡 상태는 척추중립이 유지된 상태에서 가로막의 상하 운동이 온전히 수행될 수 있을 때이다.

가로막이 움직일 수 있는 공간이 줄어들어 호흡 공간이 제한되면 신체는 흉곽(Rib Cage)을 들어 올려 호흡 공간을 추가로 확보하게 된다. 이때 주로 관여하는 근육이 흉쇄유돌근(Sternocleiodmastoids)이나 사각근(Scalenes)인데 이 근육들은 두개골과 경추 상부에서 시작된다.

이 근육들이 수축하여 흉곽을 들어 올릴 때 근효율을 높이기 위해 근육의 길이를 짧게 만들게 되는데 이때 목이 앞쪽으로 당겨지면서 일자목으로 바뀌게 된다. 바르지 않은 자세 때문에 호흡하기 위해 흉곽을 들어 올리면 가로막을 사용해서 호흡할 때보다 더 많은 근력을 사용해야 한다. 목은 원래의 완만한 'C'자 굴곡이 무너져 일자목으로 바뀌면서 경추 추간판이 압박을 받게 된다. 이 경우 경추 신경에 통증이 생기거나 목과 어깨 주위 근육이 경직된다. 호흡 자체도 근육 운동이므로 자세가 바르지 않으면 에너지 소모가 많아져 쉽게 피곤해진다.

다음으로 등이 말리거나 상체가 앞으로 쏠리면 무거운 머리(체중의 약 8% 전후로 대략 4.5kg~5.5kg 전후임)를 지탱하기 위해 관여하는 근육들은 과도한 스트레스를 받게 된다. 머리가 몸통의 중심에 있지 않으면 머리는 중력중심(Center of Gravity)을 향해 떨어지려고 할 것이고 머리를 제자리에 위치할 수 있도록 당겨야 하는 근육들은 근효율을 높여 머리 무게를 효율적으로 감당할 수 있을 정도로 수축해야 한다.

이때 과도한 근수축이 지속되면서 에너지 소모량이 증가할 뿐만 아니라 근수축으로 인해 머리와 어깨의 거리가 가까워지게 되는데 이는 경추 추간판의 압박으로 이어져 통증을 유발한다. 또한 척추중립이 무너진 상태에서는 장기들이 과도한 압박을 받아 생리적 기능이 떨어진다. 특히 폐와 심장은 생리적 기능 수행을 위해 절대 공간이 필요한 장기들이므로 압박을 받을 경우 다른 장기들에 비해 효율이 크게 떨어질 수 있다.

결국 자세가 바르지 않으면 에너지 소모가 많아지고, 호흡의 효율이 떨어지며, 근골격계 질환이 발생하고, 장기들의 생리적 기능도 떨어지게 된다.

이론적으로는 어떤 조건에서도 명상할 수 있지만 현실적으로는 자세가 바르지 않을 경우 명상의 질에 큰 영향을 끼치게 되므로 가급적 바른 자세를 유지하는 것이 좋다.

아래 자세들은 주로 쓰이는 좌선 자세 중 평좌, 결가부좌 그리고 의자에 앉은 자세의 바른 예를 보여준다.

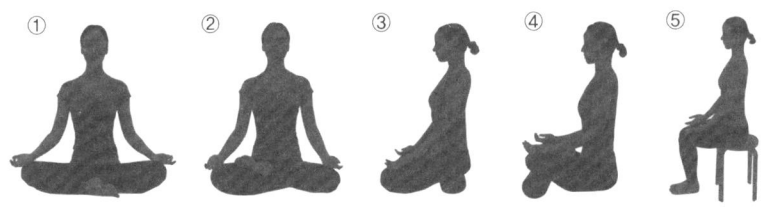

처음부터 사진 2의 결가부좌가 어려운 이들은 사진 1과 같은 평좌를 권한다. 한쪽 다리를 반대편 다리 위에 올려놓는 반가부좌도 있지만 골반 변형이 생기기 쉽고 눌린 다리가 저리기 쉽기 때문에 이 자세를 잘 권하지 않는다. 그러나 반가부좌가 익숙하거나 편한 수련자는 반가부좌를 하되 주기적으로 다리 위치를 위아래로 바꿔주어 골반이 변형되지 않도록 하는 것이 좋다. 물론 평좌나 결가부좌도 다리 위치를 앞뒤나 위아래로 주기적으로 바꿔주면 골반 변형을 방지하는 데 좋다.

사진 3과 4는 앉은 자세를 측면에서 본 모습이다.

측면에서 봤을 때 척추가 수직인 상태가 가장 안정적이고 에너지 효율이 높다. 이는 인간의 타고난 골격구조로 인해 머리의 하중이 가장 이상적으로 분배되어 불필요한 긴장과 통증이 생기지 않기 때문이다.

바닥에서부터 무릎까지의 높이가 비교적 높을 경우 척추가 수직을 유지하기 어렵고 이로 인해 자세 변형이 생겨 불안정해진다. 이를 방지하기 위해 사진 3과 같이 엉덩이 밑에 매트나 쿠션을 깔아주면 좋다. 무릎이 바닥에서 들리는 정도가 무릎과 골반의 경직도를 나타내는데 무릎이 비교적 높이 들린 경우는 차선으로 사진 4와 같이 무릎 밑에 매트를 깔아주고 체중을 살짝 앞으로 던져주는 것도 좋은 대안이 될 수 있다.

이 외에도 앉아서 명상하는 자세로는 무릎을 꿇고 하는 방법이 있다. 그러나 발목이나 무릎에 과도한 자극이 가해져 통증이나 긴장이 심해질 수 있으므로 익숙한 경우가 아니라면 권하지 않는다. 만일 무릎으로 앉는 자세를 선호한다면 엉덩이 밑에 블록이나 쿠션을 깔고 앉는 게 좋다. 척추 자세를 수직으로 유지하고 혈액순환 개선에 도움이 되기 때문이다.

마지막으로 사진 5의 의자에 앉는 자세는 골반이 비교적 경직된 사람들이 명상하는 데 도움을 줄 수 있다.

의자에 앉아 명상할 경우, 등받이에 등을 기대지 않는 것이 좋은데 등을 기대면 상대적으로 목이 앞쪽으로 쏠리게 되어 척추중립이 깨지기 때문이다. 따라서 되도록 등받이가 없는 의자를 사용하거나 등받이가 있더라도 기대지 않는 것이 좋다.

척추를 수직이나 수직에 가깝게 세워 척추중립을 유지했으면 다음으로 고개를 뒤로 젖혔다 가볍게 당겨 뒤통수가 등의 연장선이 된 느낌으로 위를 향해 길게 뻗은 느낌을 유지하면 좋다. 눈은 뜰 수도, 반개(半開) 할 수도, 감을 수도 있지만 집중력이 약한 경우 감는 것이 좋다. 눈에 힘을 빼고 초점 없이 본다는 느낌이 긴장 이완에 도움이 된다. 입은 다물고 혀는 입천장에 가볍게 붙이고 코로만 자연스럽게 호흡한다.

앉은 자세에서 팔을 다 펴면 피로감이 커지기 때문에 팔을 몸에 가볍게 붙여 손등을 무릎에 놓거나 손바닥을 포개어 하단전 앞에 가볍게 두면 척추중립을 유지하는 데 도움이 되고 팔도 이완된다.

위에 설명한 앉은 자세를 종합적으로 점검해 보기 위해서는 아래와 같이 몸의 세 부분이 충분히 이완되었는지 확인하면 된다.

첫째, 고관절이 충분히 이완되었는가?
둘째, 요추가 자연스러운 곡선을 유지하며 충분히 이완되었는가?
셋째, 어깨와 목이 충분히 이완되었는가?

위 세 부분이 충분히 이완되지 않았다고 느끼면 앞에 설명한 내용들을 참조하여 다시 한번 자신의 몸에서 가장 자연스럽고 편안한 자세를 찾아보기 바란다.

◇◇◇

8. 명상 시간과 공간

　명상 시간과 공간을 정하는 부분은 사람마다 편차가 있어 일반화할 수는 없지만 숙련자가 아니라면 가장 편안함을 느끼는 시간과 공간에서 명상하기를 권한다.

　심리학에서 연합이라는 개념을 사용하는데 이는 하나의 관념이 무의식 중에 다른 관념을 촉발시키는 것을 이른다. 암기력을 향상시킬 때 연합이라는 개념을 활용하면 좋은 효과를 거둘 수 있다. 예를 들어 낫과 기역(ㄱ)은 모양이 유사하기 때문에 두 개념을 연합시켜 두면 기억해내기 수월해진다.

　이런 원리를 명상에 활용하여 자신이 명상을 통한 알아차림(집중)이 잘 되었던 환경과 명상을 연합해두면 된다. 다양한 시간대에 명상을 해본 후 가장 편안함을 느끼는 시간대를 선택하고, 다음으로 공간의 분위기(조명, 온도, 냄새 등)별로 가장 편안함을 느끼는 조건을 선택한다. 그래서 자신이 편안함을 느끼는 시간과 공간을 연합시킨다. 최종적으로 선택된 특정 시간과 공간에서 주기적으로 명상한다.

　이상적으로 생각하면 어떤 시간과 공간에서도 명상하는 데 어려움을 겪지 않아야 하지만 인간이 가진 오랜 습관으로 인해 경험적으로 형성된 더 편안한 조건을 연합시키는 것도 지속적인 명상을 위한 좋은 대안이 될 수 있다.

　명상의 많은 목적 중의 하나는 어떠한 틀에도 얽매이지 않아 자유로워지는 것이다. 따라서 위에 제시한 연합의 기술 역시 명상하는 습관을 수월하게 정립하기 위한 하나의 방편으로만 여기길 바란다.

  이제 구체적으로 명상을 언제 하면 효과적인지 생각해 보자.
  전문 명상 수행자들 중에는 주로 이른 새벽에 명상하는 경우가 많다. 여러 가지 이유가 있겠지만 이른 새벽이 신체 에너지가 가장 충만하고 정신적으로도 맑은 상태라는 것을 체험적으로 알기 때문일 수 있다. 나는 이러한 이유 외에도 하루 일과를 고려할 때 기상 직후 명상을 하지 않으면 명상할 시간을 놓칠 수 있기 때문에 눈 뜨자 마자 양치 후 바로 명상을 한다.
  새벽에 명상하는 경우도 자세히 들여다보면 새벽이라는 시간이 주는 특정 조건에 의한 편안함이나 알아차림(집중)이 잘 되는 기타 조건들이 연합되어 있을 수 있다.
  명상이 생활화된 이들은 자신에게 적합한 신체 리듬이 회복되어 자연스러운 몸의 느낌을 따라 약간 일찍 자고 일찍 일어나게 된다. 인공조명으로 인해 밤에도 빛이 있기에 일찍 잠자리에 들지 않는 경우가 많지만 인간의 기본적인 신체 리듬은 여전히 해가 지면 잠들고 해가 뜨면 일어나는 것이 자연스럽다.
  하지만 자신의 신체리듬을 고려하여 아침보다 다른 시간대에 명상하는 것이 자연스럽고 편안하다면 그 시간대를 활용하는 것도 좋은 대안이 될 수 있다.
  사람에 따라 밤늦게 혹은 잠자리에 들기 전에 명상하는 경우도 있다. 보통 이러한 시간대는 명상을 권하지 않는데 가장 큰 이유는 이미 에너지 소모가 많아 휴식이 필요한 시간에는 명상을 한다 해도 알아차림(또는 집중)의 질이 너무 낮아지기 때문이다.

 다음으로 명상의 공간적인 부분에 대해 몇 가지 생각해 보자.
 먼저 시각적 요소와 조명을 어떻게 하는 것이 좋은가?
 사람은 시각을 통해 받아들이는 정보가 다른 감각을 통해 받아들이는 정보량보다 월등히 많다고 한다. 따라서 눈을 뜨거나 빛이 밝으면 시각적 자극이 강해져 의식이 외부 대상으로 전향될 가능성이 커진다. 그러므로 시각적 자극이 너무 강하지 않도록 약간 조도가 낮은 조명을 사용하는 것도 하나의 대안이 될 수 있다.
 명상 수련자에 따라서는 눈을 뜬 채로 명상하는 경우도 있고 반개(半開)한 상태로 명상하는 경우나 눈을 감은 채로 명상하는 경우도 있다. 집중력이 약하다면 눈을 감는 것이 도움이 될 수 있고 명상 중에 자주 졸리면 눈을 뜨고 명상하는 것도 좋다. 집중력도 나쁘지 않고 졸음도 심하지 않다면 반개하는 것도 좋고 시선은 목이 불편하지 않도록 자연스럽게 전방 1미터 전후 거리의 바닥을 어렴풋이 본다는 느낌으로 하면 된다.

 시각 외에 공간과 관련된 추가적 요소는 촉각과 관련된 온도나 접촉, 후각과 관련된 냄새, 청각과 관련된 소리가 있을 수 있다.
 사람마다 체온이 다르고 온도에 대한 민감성이 다르기 때문에 자신의 신체 상태에 적합한 온도를 선택하는 것이 좋다. 추위 또는 더위가 지나치면 방해 요소로 작용하기 때문에 명상의 질이 떨어질 수 있다. 또한 피부에 닿는 물체들(방석, 바닥 등)이 너무 푹신하거나 딱딱한 경우에도 안락함이나 불편함으로 인해 명상의 질이 떨어질 수 있다. 옷 역시 몸을 너무 압박하지 않는 헐렁한 옷을 입는 것이 좋다.

　냄새도 명상 시 주의력을 분산시키는 주요 요소 중의 하나이다. 음식 냄새나 역겨운 냄새, 자신이 좋아하는 향 같은 각종 냄새의 자극이 덜한 환경이 명상 대상에 마음을 전향하는 데 도움이 된다. 마지막으로 소리에 주의를 빼앗기게 될 수 있는데 집중력이 높지 않고 소리에 민감한 사람은 가급적 명상에 방해가 되는 소리가 없는 환경을 조성하는 것이 좋다.

　전통적으로 명상 수행자는 한거(閑居)하도록 권장했는데 현대식으로 표현하면 오감을 자극하는 요소들이 덜한 곳으로 가서 명상하라는 의미다.

　이 장에서는 시간과 공간 등 다양한 요소들을 어떻게 명상하기 적합한 환경으로 조성할지에 대해 설명했다.

　핵심은 명상이 익숙해질 때까지는 환경과 싸우기보다 명상에 유리한 조건으로 환경을 적절히 활용하라는 것이다. 명상에 이상적인 환경이 조성되지 못한다고 해서 명상을 못 하는 일은 없어야 할 것이다. 그리고 명상을 통한 의식의 변화가 생긴 후에는 환경 자체가 명상에 특별한 영향을 끼칠 수 없고 소위 방해되는 환경 자체가 명상의 대상으로 바뀌면서 행주좌와어묵동정(行住坐臥語默動靜)의 어떤 상황에서도 명상할 수 있게 된다.

◇◇◇

9. 명상과 현상들

　명상하다 보면 평소 경험하지 못했던 다양한 현상들을 경험할 수 있다. 어떤 현상들은 너무나 강렬하여 마음을 잡아끌기도 하고 어떤 현상들은 두려움을 유발하기도 한다.

　명상 중 경험하는 대부분의 현상은 마음이 감각 기관들을 통해서 다양한 수준으로 표출된 것으로 보면 된다. 마음 안에 없는 것은 어떤 것도 인식되지 않기 때문이다. 더 정확히 말한다면 마음 바깥에 있는 것은 무엇이든 마음에서 인지하는 방식으로만 경험되기 때문에 밖에 무엇이 있는지는 사실 중요한 문제가 아니라는 의미다.

　예를 들어 명상 중에 천국(또는 천상)을 경험했다고 치자. '천국이 실재하는가?'라는 문제 역시 특정 의식과 파동의 형태로 그런 것들이 존재하지만 결국 자신의 인식 필터를 통해서 의식 수준만큼만 경험되기 때문에 객관적으로 그러한 천국이 실재하는지에 대한 논쟁은 의미가 없다.

　경험되는 뭔가는 있을 수 있다. 하지만 최소한 그것들은 개인이 각기 다른 방식으로 인식하는 것처럼 그렇게 실재하는 것은 아니다. 결국 어떤 현상을 경험했다는 말은 자신의 마음이 그렇게 해석할 정보를 가진 상태라는 것을 반증한다.

　명상 중에 어떤 사람은 천상으로 들어가 온갖 화려하고 아름답고 장엄한 경험을 하기도 한다. 반면에 어떤 사람은 지옥에 들어가 엄청난 두려움과 위험 고통을 경험하기도 한다. 어떤 사람들은 다른 차원을 경험하기도 하고 다른 차원의 존재들을 만나기도 한다. 또 감각의 왜곡이 심해질 수도 있다.

예를 들어, 호흡이 무한정 들어오거나 나가는 것처럼 느낄 수 있고, 몸이 무한히 팽창되거나 축소되는 느낌이 들기도 하고, 바닥으로 한없이 꺼지거나 하늘로 끝없이 솟아오르는 듯한 느낌이 들기도 한다.

육체의 감각이 기존에 익숙했던 구체적이고 확고한 물리적 느낌에서 다양하게 변형된 감각으로 바뀌면서 흐물거리는 느낌, 비틀리는 느낌, 녹아 없어지는 느낌으로 바뀌기도 한다. 또한 어느 순간이 되면 더 이상 육체적 감각을 전혀 느낄 수 없는 상태를 경험하기도 하고, 호흡을 하지 않는 상태가 지속되기도 한다. 일정 시간(대개는 아주 짧지만) 동안 아무것도 할 수 없는 상태가 지속되기도 하는데 이 시간 동안 마음이 일시적으로 끊어지기도 한다.

정신적으로 자신의 감정이나 생각 또는 남의 감정이나 생각이 증폭된 상태로 더 선명하게 감지되기도 하고, 특정 감각을 평소보다 더 강렬하게 느낄 수 있기도 하고, 어떤 사람이나 대상에 집중하면 그 사람이나 대상의 정신적·육체적 상태가 느껴지기도 한다.

이러한 정신적·육체적 감각의 왜곡과 변형, 증폭 등은 아주 다양하기 때문에 모두 열거할 수 없을 정도이다.

이론적으로 우리가 상상할 수 있는 모든 존재계가 경험될 수 있다.

명상 중에 어떤 특이한 현상에 집착이 생기면 마음공부는 힘들어질 수 있다.

대부분의 명상 전통에서는 명상 중 경험하는 현상이 모두 마음 수준에 따라 지어진 허상임을 간과하지 않도록 지도한다. 그러한 현상이 실재한다는 착각을 일으키는 순간 그 신기함과 평소의 경험을 뛰어넘는 상태가 주는 매력에 빠져 또 다른 의식에 고착될 가능성이 크기 때문이다.

어떤 사람은 명상 중 치유 능력이 깨어나기도 하고 또 어떤 사람은 인체를 투시하기도 한다. 보통 사람들이 이해할 수 없고 경험할 수 없는 수준의 초능력 같은 것들이 발현되기도 한다. 자신에게 초능력이 생겨 도구를 쓰지 않고도 x-Ray나 MRI처럼 사람 몸을 꿰뚫어 볼 수 있고 손만 갖다 대면 치유가 되고 다른 사람의 과거나 미래의 일을 맞출 수 있다고 상상해 보라. 이 얼마나 흥분되는 일이겠는가?

하지만 이런 현상들을 경험할 때 놓치지 말고 해야 할 질문이 있다. 자신이 진정으로 원하는 것이 그런 특수한 현상을 경험하는 것이었는지, 그리고 그런 현상들에 집착하는 것이었는지 자문할 필요가 있다.

이는 마치 부산에서 서울로 가는 도중에 거치는 경유지에 잠깐 내렸다가 거기에서 눌러사는 것과 비슷하다. 부산에서 서울로 갈 때 마산, 대구, 대전, 천안, 수원을 거친다고 가정해 보자. 그런데 어떤 사람은 마산에 잠깐 들렸는데 마산이 주는 독특한 매력에 빠져 거기서 머물고 말았다. 이 사람은 그곳에서 나름대로 삶의 의미를 찾고 무언가 배울 수는 있겠지만 정작 본인이 의도한 서울에는 다다르지 못할 것이다.

명상 중에 경험하는 현상들에 의식이 뺏겨 집착이 생기고 거기에 빠지는 것 역시 이와 다를 바 없다. 다 지나갈 경험일 뿐이기에 머물거나 집착할 경험이 못 된다는 의미이다.

흔히 사이비로 불리는 사람들이 이런 상태에 머물러 있을 수 있다.

명상 수련이나 신앙생활 등을 통해서 보통 인간의 수준을 뛰어넘는 능력이 생기면 자칫 그 힘을 정화되지 못한 자신의 욕구를 실현하는 도구로 쓰기도 하고 다른 대상들을 도구화하는 데 쓰기도 한다. 그리고 그를 추종하는 이들의 의식을 관념적 현상에 집착하게끔 이끌 수도 있다.

그런 권능을 보고 몰려든 사람들을 조정하는 것은 그리 어려운 일이 아니다. 본질적이지 않은 것들에 현혹되어 온 사람들은 정신적으로 예속당하기 쉽다. 사이비에 빠져 피해를 봤다는 말을 하지만 엄밀히 말하면 사이비에 빠져 피해를 본 것이 아니라 스스로 사이비를 선택했다고 표현하는 것이 더 정확하다.

본래의 목적인 '있는 그대로를 보는 것'에 마음이 전향되어 있는 것이 아니라 신기한 현상에 끌렸다는 것은 아직도 마음속에 그런 현상들이 가치가 있고, 실체가 있다고 믿는 견해가 있음을 방증하는 것이다.

옛 조사(祖師)들은 살불살조(殺佛殺祖)라고 했다. 직역하면 부처도 죽이고 조사도 죽이라는 말이다.

본뜻은 명상 중에 부처가 나오든 위대한 스승이 나오든 다 망상이라고, 마음이 지어낸 착각일 뿐이라고 알아차림 하고 지나가라는 뜻이다.

명상 중에 경험한 어떤 현상도 모두 마음 수준의 반영일 뿐이므로 실체시하거나 진리라고 생각해서는 안 된다. 명상 중에 어떤 현상을 경험하더라도 '마음의 편린을 보는구나' 하고 지나가면 그 모든 것들이 조건을 기반으로 생성되고 다시 조건이 달라지면 소멸되는 조건발생의 산물일 뿐이라는 것을 알게 된다.

이렇게 명상할 때 비로소 명상자는 정도를 걷는 것이라 말할 수 있다.

◇◇◇

10. 명상과 잡념

'명상할 때 잡념이 많이 일어나는 것 때문에 힘들다'고 호소하는 이들이 많다.

먼저 '명상할 때 잡념이 일어나는 것 때문에 힘들다'는 것이 무슨 의미이고 어떤 상태인지 알아보자.

사람이 힘들다고 느낄 때는 자신이 의도하고 있는 것과 달리 의도한 수준으로 결과가 나오지 않을 때나 자신의 능력을 넘어서는 어떤 조건으로 인해 극복할 수 없는 상태를 경험할 때 힘들다는 표현을 쓴다.

그렇다면 '힘들다'는 말은 객관성이 있는지 보자. 같은 사안에 대해서 어떤 날은 자신의 능력으로 해결할 수 있다고 생각할 수도 있고 다른 어떤 날은 그렇지 않을 수도 있다. 외적인 조건이 특별히 달라지지 않았다면 이런 경우 힘들다는 느낌은 객관적이라기보다는 주관적인 것으로 보는 것이 타당할 것이다.

이러한 이해를 가지고 다시 "명상할 때 잡념이 많이 일어나는 것 때문에 힘들다"는 말을 되짚어 보자.

'잡념이 많다'는 것은 객관적인가? 또 그것 때문에 '명상이 힘들다'는 것은 객관적인가?

둘 다 주관적이다.

명상하려는 이유는 무엇일까?

협소한 주관적 가치로 세상과 현상을 파악하고 대응해 오다 관념에 부딪혀 지치고 힘들어서가 아닐까? 그런데 왜 명상하면서까지 원래의 동기를 까마득히 잊고 같은 틀로 자신을 괴롭히고 있는 것일까?

명상할 때 자신이 가진 기준을 놓고 그저 있는 그대로를 보면 힘들 일이 없다.

'잡념이 많은 것=명상은 어려운 것'이라는 도식은 누가 만들었을까?

어느 명상 선생님이나 명상 책에서 명상하는데 생각을 하면 안 된다고 하던가?

물론 그렇게 말하는 선생님이나 책이 있을 수 있지만 명상을 해본 선생님이고 명상을 해본 사람이 쓴 책이라면 그런 말은 불필요하다는 것을 상식적으로 알고 있다고 생각한다. 왜냐하면 생각(잡념)은 조건을 기반으로 생겨나는 지극히 자연스러운 정신 기능일 뿐이기에 생각 안 해야 한다고 생각이 안 생기는 것이 아니기 때문이다. 오히려 '생각을 안 해야지'하는 노력이 더 많은 생각을 일으킨다.

그렇다면 어떻게 해야 생각을 안 할 수 있을까?

간단하다. 바로 마음의 속성을 이해하고 활용하면 된다.

'마음은 아는 기능을 하는 것이고, 한순간에 두 가지 이상의 대상을 인지하지 못한다'고 했다. 어떤 자극이 생기면 마음은 강한 자극으로 전향하는 성질을 가지고 있고 그 하나의 대상에 집중할 때 다른 어떤 것도 인지하지 못한다.

오감을 통해서 무수히 많은 정보가 실시간으로 들어오지만 이 모든 정보를 다 인지하지 못하는 것은 마음이 선택적으로만 정보를 인지하기 때문이다. 따라서 생각이 많다는 것은 오감을 통해 들어온 강한 자극과 마음 자체의 사고하는 기능으로 인해 형성된 강한 자극이 많다는 의미다.

　다른 각도로 보면 이는 어떤 자극도 다른 자극보다 특별히 더 강하지 않다는 의미도 된다. 명상하려고 앉았지만 자극들의 수준이 비슷하기 때문에 특별히 한 대상에 마음이 전향되지 못하고 다양한 대상을 전전하기 때문에 명상자가 느낄 때는 잡념이 많은 것처럼 느껴지는 것이다.

　그런데 이것이 과연 문제가 되어야 할까?
　이는 오감이 정상적으로 작동하고 있고 사고 기능도 정상적으로 작동하고 있다는 의미다. 그런데 왜 감각 기능과 사고 기능이 정상적으로 작동하고 있는 상태 자체를 자신이 생각하는 명상의 잣대로 판단하고서 잡념이 많아서 명상이 안 된다고 하는 것일까?
　사실을 사실로 인정하는데 무슨 어려움이 있을 수 있고 힘이 들 수 있겠는가?
　어려움을 느끼고 힘이 든다는 말은 아직도 사실을 있는 그대로 받아들이지 못하는 전도된 가치가 작용하고 있기 때문이다. 잡념이 많으면 잡념이 많은 것을 인정하면 된다. 그리고 잡념이라는 말 자체도 이미 가치가 투영된 개념이다. 그래서 잡념이라는 단어보다 '다양한 생각이 떠오른다'는 표현으로 바꿔보길 제안한다.
　다양하게 떠오르는 생각의 상태를 그냥 인정하면 그것이 명상을 방해하는 것과 아무런 상관이 없다는 것을 자연스럽게 이해할 수 있을 것이다.

　다음 장에서 자세히 설명하겠지만 명상은 지법(止法, 마음을 고요히 하는 법)과 관법(觀法, 알아차림)으로 크게 구분할 수 있다.

생각이 많은 것을 지법의 견지에서 보면 한 대상에 머무는 힘이 약하다는 것을 알 수 있어서 자신의 집중 수준을 객관화할 수 있는 척도가 된다.

생각이 많은 것을 관법의 견지에서 보면 다양한 대상의 일어남과 사라짐을 알아차림 하는데 필요한 대상이 많아서 알아차림을 더 많이 연습할 좋은 기회로 볼 수 있다. 그리고 이미 언급했듯이 생각이 조건을 기반으로 생성되는 것이기 때문에 조건, 즉 명상 환경에 익숙해지거나 대상에 대한 알아차림이나 집중이 높아지면 자연스럽게 생각도 줄어들게 되므로 생각 자체를 없애려 애쓸 필요도 없다.

지법의 견지에서든 관법의 견지에서든 또는 마음의 구조에서든 생각이 많아서 힘들다는 말은 명상을 이해하지 못한 상태에서만 가능한 표현이다.

명상이 있는 그대로를 아는 것이 아니라면 뭔가 성취하거나 자신의 관념대로 설정한 가치를 달성해야 하겠지만 명상에는 그런 목적이나 목표가 필요치 않다. 따라서 생각이 많거나 적은 것 자체가 문제 될 수는 없다.

그래도 명상 초심자의 입장에서 생각이 덜 일어날 수 있는 대안을 한 가지 제시한다.

동중정(動中定) 정중동(定中動)이라는 표현이 있다. 동중정은 '몸이 바쁠 때는 잡념이 적다'는 의미이고 정중동은 '몸이 한가할 때는 잡념이 많다'는 의미이다.

평소에는 다양한 활동이나 업무로 인해 몸이 바쁘다. 그 상태에서는 활동이나 업무에 마음이 전향되기 때문에 생각이 많아질 여지가 적다. 하지만 명상하려고 앉으면 활동이나 업무를 경험하면서 형성된 강한 인상들이 마음이 전향할 강한 대상이 되어 생각의 형태로 떠오른다.

평소 강한 자극 대상을 많이 만들어 놓은 사람은 몸을 가만히 두는 좌법보다는 몸을 좀 더 힘들게 만드는 명상법이 효과적일 수 있다. 자세에 집중하지 않으면 중심을 잡을 수 없는 어려운 자세나 많은 근력이 필요한 특정 자세들을 취하면 마음은 고요해질 수밖에 없다.

이때는 자세 자체가 제일 강한 대상이라 마음이 자세를 벗어나기 어렵기 때문에 많은 생각이 떠오르기 힘들게 되면서 생각이 현저하게 줄어든다.

11. 명상 중 장애 극복 방법

명상을 하다 보면 우리가 흔히 관념적으로 기대하는 기분 좋은 것, 행복한 것, 유익한 것만을 경험하는 것이 아니다.

명상은 육체적·정신적으로 기존에 없던 것을 만들어내는 작업이 아니라 항상 있어 왔던 현상들을 있는 그대로 보는 작업이다. 항상 있어 왔지만 그동안 마음이 외부로 향해 있어 인지하지 못했던 육체와 정신에 관련된 다양한 현상들을 비로소 알게 되는 것이다.

이러한 경험들 중에는 즐겁다고 느껴지는 것들도 있고 불쾌하다고 느껴지는 것들도 있다. 명상적으로 보면 즐겁다고 느끼는 경험은 집착할 위험의 요소가 내재되어 있고, 불쾌하다고 느껴지는 것들에는 분노의 요소가 내재되어 있어 둘 다 알아차림이 필요하다.

모든 것은 원인에 따른 결과의 흐름이기 때문에 그 자체로는 가치중립적이다. 하지만 인간이 가진 의식의 편향성으로 인해 가치가 생겨난다.

인간의 자각이 있는 그대로를 볼 수준이 되지 않으면 편향성으로 인해 생긴 왜곡된 가치를 실재하는 가치로 착각하게 되고 호불호(好不好)가 생기면서 마음은 속박된다. 따라서 이러한 이해가 선행되지 않으면 명상 중에 발생하는 모든 경험은 실제 명상 수행에 장애가 될 수 있다. 특히 자신이 원하지 않는 어떤 감각이나 느낌, 정신적 사유들에 저항하면 더 큰 장애가 된다.

명상 중 불쾌감을 일으키는 장애는 육체적인 것과 정신적인 것으로 나눌 수 있다.

먼저 육체적 불쾌감을 일으키는 요인들과 극복 방법을 알아보자.

대개의 명상 자세가 좌선이거나 한 자리에서 일정 시간 움직이지 않는 등 반복적인 패턴을 갖는 경우가 많기 때문에 신체 특정 부위에 통증이 생기거나 저리는 느낌이 생기기도 한다. 그 느낌들이 강해지면 마비되는 것처럼 느껴질 때도 있고 혈관이 터지거나 칼로 에는 듯한 느낌이 들 때도 있다. 때로는 지독히 가려워서 견딜 수 없기도 하고 각종 알레르기 반응(콧물, 눈물, 재채기, 발진 등)이 나타나기도 한다.

이런 신체적 불쾌감을 경험하면 명상에 대한 오해나 두려움이 생기기 쉽다. 설령 그렇지 않고 명상을 통해 신체가 정화되는 과정에서 명현반응이 나타나는 것이라는 이해가 있어도 견디기 쉽지 않은 것이 사실이다.

이러한 과도기를 잘 넘겨야 명상이 순조로워진다.

명현반응은 명상을 통해 치유 에너지가 촉발되어 몸에 누적된 독소가 배출되면서 나타나는 현상이다. 명상을 꾸준히 해 왔던 사람치고 이러한 명현현상을 거치지 않은 사람은 드물다.

하지만 명상을 통해 몸이 더 깊게 정화되면 아프고 저리던 통증부터 각종 명현반응이 더 이상 나타나지 않게 된다. 이는 몸이 정화되면서 더 이상 눈에 띄게 배출해야 할 독소가 많지 않기 때문이다.

명현현상으로 인한 신체적 불쾌감을 극복하는 방법으로 크게 두 가지를 들 수 있다.

첫째, 불쾌감을 느끼는 부위를 더 강하게 알아차림(또는 집중) 하는 것이다. 알아차림(또는 집중)이 높아지면 회복력이나 치유력이 촉진되어 불편한 느낌들이 사라지기 시작한다. 또한 알아차림 하다 보면 통증과 통증 사이의 틈을 발견하게 되고 무풍지대처럼 틈이 더 길어지면서 통증이 사라지는 경험을 하게 된다. 통증을 느끼는 시간과 정도 역시 주관적 의식 상태와 관계가 깊기 때문에 명상을 통해서 극복할 수 있다.

이러한 경험을 통해 모든 현상은 일어나면 사라진다는 보편적 이해가 생기기도 한다.

둘째, 견디기 힘들다는 판단이 들면 억지로 참는 것보다 그 상태를 알아차리며 자세를 바꿔주거나 명상을 잠시 멈추는 것도 필요하다. 하지만 불쾌한 느낌이 들 때마다 자세를 바꾸거나 명상을 멈추기를 반복하다 보면 결코 그 수준을 뛰어넘을 수 없다.

통증이나 불쾌감 자체는 의도적으로 없앨 수 있는 것이 아니다. 과거에 몸을 써왔던 방식이나 생활방식으로 인해 현재의 몸 상태를 갖게 되었다는 이해를 통해서 담담히 인정하고 견뎌내는 자세가 불쾌감을 극복할 수 있는 가장 강한 힘이 된다.

모든 사람은 명상 중에 반드시 일정 수준의 신체적 장애를 만나고 장애를 피할 수 있는 사람은 없다. 단지 그 장애를 지금 극복하느냐 나중에 극복하느냐 또는 조금씩 극복해 가느냐, 그렇지 않으냐의 차이만 있을 뿐이다. 따라서 선택은 각자의 몫이지만 자신의 의지나 신체 상태를 고려한 현명한 선택은 필요하다.

예외적으로 병이 있거나 치료를 받아야 할 상태라면 먼저 치료를 받고 다시 명상을 시작할 것을 권한다. 명상한다고 해서 필요한 의료적 도움을 거부하는 것은 현명한 태도가 아니다.

다음으로 정신적 불쾌감을 일으키는 요인들과 극복 방법을 알아보자.

명상하다 보면 과거의 불쾌한 기억이나 느낌이 다시금 강하게 떠올라 괴로울 때가 있다. 경우에 따라서는 감정이 너무 격해지거나 그 상황이 온몸으로 재현되는 느낌에 몸서리를 칠 때도 있다. 또 촉발된 불쾌한 기억과 느낌들이 지속되거나 반복되어 평탄하던 삶에 파장을 일으키기도 한다. 심한 경우 환청, 환시 등을 경험하며 현실과 상상이 구분되지 않는 극단적인 경우도 있다. 이런 정신적 불쾌감을 경험하면 신체적 불쾌감을 경험했던 것과 같이 명상에 대한 오해나 두려움이 생기기도 한다.

이런 정신적 장애도 없던 것이 명상을 통해서 생긴 것이 아니다. 잠재되어 있던 정신적 장애들이 표면적으로 드러나지 않았다가 명상의 비춰보는 기능을 통해 드러난 것이다.

이러한 이해가 있어야 정신적 장애가 나타나도 명상을 포기하지 않고 꾸준히 지속할 수 있다. 오염된 뭔가로 가득 채워진 그릇을 비우지 않고는 새로운 것을 채울 수 없고 아픔을 직시하지 않고는 아픔을 극복할 수 없다.

정도의 차이나 개인차는 있겠지만 예외 없이 거의 모든 사람들은 명상 과정 중에 위에 언급한 정신적 현상들을 경험한다.

이러한 정신적 불쾌감을 극복하는 방법으로 크게 두 가지를 들 수 있다.

첫째, 정신적으로 괴롭고 힘든 기억이나 느낌을 직시하는 것이다. 더 이상 회피하지 않고 마주하며 담담히 지켜보는 것이다.

여태까지 마주할 힘이 없어서 회피하고 묻어두며 살았지만 언젠가 극복해야 할 일이라면 지금 직시하고 해결하겠다는 불퇴전의 의지를 내야 한다.

알아차림이 깊어지면 잘못된 자기 동일시가 줄어들고 현상과 자신을 분리하는 힘이 생기면서 과거의 아픈 기억이나 느낌을 직시하는 힘도 강해진다. 그래야 비로소 모든 기억과 느낌을 있는 그대로 치우침 없이 볼 수 있게 된다.

육체적 장애를 극복할 때처럼 정신적 어려움 역시 알아차림을 하다 보면 기억과 느낌 사이의 틈을 발견하게 되고 무풍지대 같은 틈이 더 길어지면서 정신적 괴로움이 사라지는 경험을 하게 된다. 과거에 대한 불쾌한 기억과 느낌 역시 주관적 의식 상태와 관계가 깊기 때문에 명상을 통해서 얼마든지 극복할 수 있다.

이러한 경험을 통해 모든 현상은 일어나면 사라진다는 보편적 이해가 생기기도 한다.

둘째, 아직까지는 과거의 아픈 기억과 느낌을 직시할 준비가 덜 되었거나 그럴 의지가 없다고 판단되면 일단 긍정적인 대상으로 마음을 전향하는 것이다.

 부정적 대상에 마음을 전향하지 않고 기분 좋고 행복했던 추억, 혹은 미래의 일이나 계획 등으로 마음을 전향하는 것도 대안이 될 수 있고, 필요하다면 명상을 잠시 멈추는 것도 좋다. 하지만 정신적 장애를 마주할 때마다 회피하거나 명상을 멈추는 것을 반복하다 보면 결코 그 수준 뛰어넘을 수 없다.

 정신적 장애 역시 의도적으로 없앨 수 있는 것이 아니다. 있는 그대로를 보고 인정하기 전까지는 그 누구도 과거의 기억과 느낌에서 자유로워질 수 없다.

 현재 자신의 정신적 상태는 살아온 세월을 통해 형성된 인식과 이해의 총합이고 특정 의식으로 현상을 해석해왔던 결과임을 있는 그대로 인정할 때 우리는 비로소 자유를 향해 한 걸음을 더 내디딜 수 있다.

 육체적 장애와 마찬가지로 모든 사람은 명상 중에 반드시 일정 수준의 정신적 장애를 만난다. 단지 그 장애를 지금 극복하느냐 나중에 극복하느냐의 선택만 있을 뿐이다. 따라서 선택은 각자의 몫이지만 자신의 의지나 의식 수준을 고려한 현명한 선택이 필요하다.

 예외적으로 정신적으로 의료적 도움을 받을 필요가 있다면 치료를 받고 다시 명상을 시작할 것을 권한다.

12. 명상의 지향점

명상하면 궁극적으로는 어떤 상태가 되는가?

내가 이해하는 바로는 두 가지 중 하나의 상태를 경험하게 된다.

첫 번째 경우는 합일하는 것이고 두 번째 경우는 공(空)함을 아는 것이다.

합일의 전제는 어떤 대상이 있어야 한다. 대상이 있다는 말은 주객이 분리되어 있다가 어떤 명상의 과정이나 상태에서 주관과 객관의 구분이 불가능한 어떤 의식을 경험한다는 말이다. 이것이 흔히 말하는 삼매이다. 주객이 더 이상 분리되지 않은 어떤 상태를 경험했는데 그 상태를 지속하고 싶고 포기할 수 없다면 합일을 통한 삼매에 걸려 넘어진 것이다.

다음으로 알아차림을 통해 어떤 것도 독립적으로 존재할 수 없고 철저히 조건을 기반으로 형성되었다가 조건이 사라지면 다른 형태로 변화될 뿐임을 아는 것이다. 즉 동일시로 인한 실체화가 불가능하다는 것을 통찰해 내는 것이다.

이것이 공함을 아는 것이다.

어떤 것도 우리가 생각하는 방식으로 형성되거나 소멸한 적이 없다는 것을 알고, 감각으로 느끼고 인지되는 모든 것들은 특정 의식에서만 그렇게 인지될 뿐이라고 아는 것이다. 이와 더불어 자신이 느끼는 실체는 과거에도 그렇게 존재하지 않았고, 현재도 그렇게 존재하지 않고, 미래에도 그렇게 존재하지 않음을 아는 것이다. 어떤 것도 고정된 것이 없고, 어떤 것과도 동일시 될 수 없고, 있는 것이거나 없는 것으로 설명될 수 없는 상태일 뿐임을 아는 것이다.

합일의 경험을 통해서 궁극적인 실체가 실재한다는 의식 상태가 소위 말하는 자아(自我)합일의 상태다. 일반적으로 사람들이 놓기 힘든 그 궁극적 자아이다. 명상을 하든 수행을 하든 궁극적으로 자신이 생각하는 '나'는 포기하고 싶지 않은 상태에서 경험되는 것이 이 상태이다.

이것을 참나, 진아, 본성 등 다양한 이름으로 부른다. 끝내 나라는 정체성을 유지하고 싶어 하는 질기고 질긴 정체성에 대한 집착이 바로 이것이다.

공(空)의 상태를 알 때 비로소 정체성의 포기가 이루어진다. 정체성을 포기한다는 말은 '아무것도 아닌 것이 된다'는 의미나 '소멸', '없음' 자체를 이야기하는 것이 아니다.

공은 요즘 개념으로 말하면 '가능태'일 뿐 어떤 것과도 동일시되거나 고정될 수 없는 상태이다. 모든 현상은 이 공에서 발현되는데 공의 상태에서는 의식도 있는 것처럼 느껴지고 물리적 현상도 실재하는 것처럼 느껴질 수 있다.

하지만 이 모든 실재하는 것처럼 느껴지는 것들이 전부 가능태 속 의식의 발현일 뿐 실제로는 어떠한 상태도 우리가 생각하는 방식으로 발현되거나 사라진 적이 없다. 단지 특정 의식에서만 그렇게 인지되고 경험될 뿐이다.

예를 들어보자.

일수사견(一水四見)이라는 말이 있다. 이 말은 하나의 물을 놓고 네 가지 다른 인식과 경험이 생긴다는 의미이다.

천상의 신들에게는 이 물이 보배와 같이 보이고, 인간들에게는 마시고 씻는 물로 보이고, 저급한 세계의 존재들에게는 피고름으로 보이고, 물고기들에게는 세상으로 보인다는 말이다.

그럼 이 물의 정체성은 무엇인가?

이 물은 보배인가, 아니면 물인가, 아니면 피고름인가, 그도 아니면 세상인가?

아니면 이 모든 것들의 합인가?

아니면 이 모든 것들이 전부 아닌가?

그렇다. 물은 어떤 것으로도 규정될 수 없는 가능태일 뿐이어서 단지 해석하는 존재들의 인식의 틀에 맞게 투영되어 나타날 뿐이다. 인간이 경험하는 구체적이고 실체가 있다고 생각하는 세상의 모든 사물과 현상은 사실 특정 의식 상태에서만 구체적이고 실체가 있을 뿐, 그 의식계를 벗어나면 절대로 그렇게 경험되지 못한다.

이해가 어려울 수 있겠지만 인간보다 높은 차원의 의식을 가진 존재들에게는 인간이 경험하는 물리적 한계가 적용되지 않는다. 즉, 벽도 그들을 가로막지 못하고, 물도 그들을 질식시킬 수 없고, 불도 그들을 태울 수 없다는 말이다. 인간은 딱딱하고 견고한 벽이나 금고 같은 곳에 인간보다 높은 의식체를 가둘 수 있다고 생각하지만 아무리 견고한 벽이나 금고도 그들에게는 마치 바람과 같고 허공과 같이 느껴질 뿐이라는 말이다.

그럼 인간이 생각하는 딱딱하고 견고한 벽과 금고의 실체는 무엇인가?

딱딱함이 실재하고 견고함이 실재하는가?

아니다. 딱딱함과 견고함은 인간처럼 생각하는 의식계에서만 적용되는 개념이며 그 의식계를 벗어난 존재들에게는 적용되지 않는다.

그럼 정체성의 포기란 무엇을 의미하는가?

정체성의 포기는 자신이 경험하는 모든 것이 사실은 특정 의식에서만 그렇게 인지될 뿐임을 알고 현상의 실체성에 더 이상 착각하지 않는 상태다.

물론 이것이 노력한다고 그렇게 되는 것은 아니다. 생각을 바꾸려고 한다고 해서 그렇게 되는 것도 아니다. 이해가 되었다면 스스로 그 사실을 깨달을 때까지 알아차림 해서 그것이 진실인지 스스로 검증해 내야만 가능하다.

붓다가 가르친 고에 대한 진리(고성제, 苦聖諦)는 여덟 개의 괴로움을 언급하는데 그중 하나가 구불득고(求不得苦)이다. 이 말은 '구하지만(원하지만) 얻을 수 없어서 생기는 괴로움'을 뜻한다.

힘든 세상에 다시는 태어나지 않고 싶다는 희망이나, 괴로움을 더 이상 겪고 싶지 않다는 희망은 수행으로 깨닫지 않는 한 그저 바람일 뿐 생각만으로 얻어질 수 없다. 이런 경우를 '구하지만 생각으로는 얻을 수 없어서 생기는 괴로움'으로 본다.

뒤에 언급하겠지만 누구도 감각작용에 기반해서 생기는 괴로움은 근본적으로 피할 수 없다. 하지만 현상을 있는 그대로 통찰하면 집착으로 인해 생기는 괴로움은 피할 수 있다. 정체성 역시 현상을 있는 그대로 통찰하면 자신이 생각하는 방식으로 정체성이 유지될 수 없고 그러한 정체성은 과거에도, 현재도, 미래에도 실재하지 않다는 것을 깨닫게 되어 정체성을 유지하고자 하는 괴로움은 없앨 수 있다.

'어떤 상태를 궁극으로 보거나 지향할 것인가?' 이 문제를 두고 관념으로 설정한 이상적인 경험과 실체를 목표로 할 것인지, 아니면 그러한 이상적 경험과 실체가 가능하지 않음을 스스로 검증해 낼 것인지에 따라 명상의 방향은 크게 달라지고 그 이후의 삶도 달라진다.

2장
명상의 큰 두 갈래

2장
명상의 큰 두 갈래

명상은 어떤 지향을 갖는지에 따라 마음을 고요하게 만들어 주는 지법(止法)과 알아차림을 위한 관법(觀法)으로 구분할 수 있다.

두 가지 명상법은 목적에서 차이를 보이고 실제 수행 방법도 다르지만 상호 보완적이다.

1. 마음 고요 명상(지법, 止法)

지법은 다양한 자극들에 반응하는 마음을 고요하게 만들어 주는 집중법으로 이해하면 된다.

명상하기 위해 앉았을 때 잡념이 많이 일어 집중이 안 되고 자리에 앉아 있는 것 자체가 너무 힘들었던 기억이 있을 것이다.

이는 평소 오감을 통해서 들어오는 정보에 무분별하게 노출되고 그러한 정보를 가공하고 편집하는 마음이라는 정신적 감각 기관이 감각 대상을 탐닉하도록 방치한 탓이다. 보고, 듣고, 냄새 맡고, 맛보고, 촉감을 느끼는 행위는 선택적으로 수용하거나 차단할 필요가 있다.

만일 오감을 통해 들어온 정보를 무작위로 받아들이고 마음의 정신 작용을 알아차림 하지 않고 방치하면 머릿속은 잡동사니로 가득 찬 창고가 되고 말 것이다. 그래서 지법의 완성도를 높이기 위해서 감각 대상에 노출되는 양과 빈도를 줄이는 노력이 필요하다.

예를 들어, 감각적 욕구를 강하게 자극하는 음식이나 부딪힘이 많은 상황에 노출되는 정도가 잦아지면 상념의 형태로 강한 인상을 형성하므로 일정 기간만이라도 자제하는 연습이 필요하다.

평소 바쁠 때는 마음을 산란하게 하는 상념이 잘 떠오르지 않지만 명상하려고 앉으면 그러한 상념들보다 더 강한 자극이 없기 때문에 마음은 자연스럽게 그러한 상념으로 전향된다. 이는 마음이 한순간에 두 가지 이상을 인지하지 못하고 매 순간 더 강한 대상에 전향하는 속성 때문이다.

강한 대상으로 전향하는 마음의 속성을 이용해서 지법의 완성도를 높여 갈 수는 있지만 강한 감각적 욕구로 인해 형성된 인상이나 부딪힘으로 인해 형성된 인상은 의식을 흥분시켜 들뜨게 만든다.

이는 마치 이물질이 많이 떠 있는 우물을 휘저어 놓는 것과 같다. 우물 바닥을 보려면 물 위에 떠 있는 이물질을 걷어내야 하고 물을 휘젓지 않아야 투명한 상태가 유지되어 깊은 우물이라도 바닥을 볼 수 있는 것과 같은 이치다.

따라서 감각적 욕망에 노출되는 정도와 빈도를 줄이는 작업은 명상 수련에서 필수적인 과정이다.

◇◇◇

2. 알아차림 명상(관법, 觀法)

관법은 현상의 변화를 보는 것이다.

무엇을 어떻게 보느냐만 이해하면 관법은 오히려 지법보다 수월할 수 있다. 왜냐하면 감각 기관에 감각 대상이 들어오면 마음은 그중 강한 대상을 인지하기 때문이다.

지법과 관법 수련에는 몇 가지 큰 차이가 있다.

첫째, 관법에서는 굳이 하나의 대상에 오랫동안 머물 필요가 없고, 어떤 대상이든 차별 없이 일어나면 일어나는 것을 알고 사라지면 사라지는 것을 알면 된다.

오랫동안 머물 필요가 없다고 했는데 더 정확히 말하면 오랫동안 머물 수 없다. 왜냐하면 현상의 실상은 매 순간 변화하므로 한순간 이상 동일 속성이 유지되지 않기 때문이다.

둘째, 지법은 실상을 있는 그대로 보는 수련이 아니고 관법이 실상을 있는 그대로를 보는 수련이다.

지법 수련에서는 마음을 고요하게 만들기 위해 어떤 대상을 선택하면 가능한 그 대상에 머무는 시간을 길게 가져가게 한다. 그런데 현상은 단 한 순간도 멈춰있지 않고 지속적으로 변한다. 그렇다면 알아차림의 대상에 계속해서 마음을 전향하고 있다는 것은 무슨 말인가? 얼핏 듣기에 모순처럼 들리기 때문이다. 실제로 지법 수련은 현상의 있는 그대로를 보는 수련이 아닌 관념을 보는 것이다.

예를 들어, 호흡을 지법 수련의 대상으로 한다면 매 순간 끊임없이 공기가 들어오고 잠시 멈췄다 다시 나가는 것처럼 느껴질 것이다. 하지만 실제는 공기 알갱이 하나하나는 연결된 상태가 아니고 앞 공기 알갱이를 뒤 공기 알갱이가 바짝 따르는 것이다.

실선과 점으로 예를 들어보면, 실선을 그으면 끊임없이 이어져 있는 것처럼 보이지만 실제는 작은 점들이 아주 근접해서 연결되어 있다는 것을 알 수 있다. 단지 인간의 눈이 작은 점들 사이의 간격을 인지할 수 있을 만큼 정밀하지 않을 뿐이다.

눈이나 알아차림의 정밀성이 떨어질 때 호흡은 연속된 하나의 실선처럼 느껴지는 것이고 그런 인식을 갖게 된다. 하지만 알아차림의 정밀성이 높아지면 호흡은 근접한 점들의 배열일 뿐 결코 하나가 아닌 것을 알게 된다. 정밀도에 따라 무수히 많은 점들의 집합이라는 것을 알 수 있다.

그렇다면 실선의 실제는 무엇인가?

연속된 하나의 고정불변한 선인가? 아니면 무수히 많은 작은 점들의 집합인가?

———————————————————— 1
•••••••••••••••••••••••••••••••• 2
· · · · · · · · · · · · · · · · · 3
································· 4

위에서 보듯 1은 실선이다. 알아차림이 정밀하지 않을 때 호흡은 한 덩어리의 연속체로 보인다.

2는 점선이다. 알아차림이 조금 더 정밀해져 드디어 실선은 한 덩어리의 연속체가 아닌 점들의 배열로 보이기 시작한다.

3과 4는 더 작은 점선들이다.

이와 같이 알아차림이 더 정밀해질수록 우리가 한 덩어리의 연속체인 실선이라고 굳게 믿고 있던 것이 사실은 더 작은 점들의 집합일 뿐이었음을 알게 된다.

관법은 이와 같이 인식의 오류와 착각에 의해 한 덩어리로 된 동일 정체성으로 보이던 대상이 사실은 그렇지 않음을 보게 만든다.

위의 선들 1~4를 통해 있는 그대로 보는 것이 무엇인지 종합해 보면, 특정 조건에서만(시각, 조도, 감각 기관의 정밀성, 색깔 등의 다양한 변인에 의해) 우리가 인지하는 것처럼 보이고, 기능하고, 형태를 유지할 뿐 사실은 그러한 방식으로 존재하지 않다는 것을 알 수 있다. 즉 인간을 포함한 모든 존재가 가지는 인식(과거, 미래, 현재의 모든 인식을 통틀어서)은 특정 조건에서만 그렇게 인식될 뿐, 실제로 그렇지 않다는 것을 알면 된다.

지법과 관법의 특징을 잘 설명할 수 있는 예로 도로 위를 달리는 자동차들을 식별해 보는 방법을 들어보자.

지법은 도로 위에 정지해 있는 자동차 한 대에 집중해서 변화가 없다는 가정하에 같은 이미지에 계속 집중하는 방법이다.

이미 과학을 통해 증명되었듯이 모든 사물은 원자나 그보다 더 작은 단위에서 끊임없이 움직이고 변화하고 있다. 단지 인간의 시각을 포함한 감각 기관의 정밀도가 그러한 변화를 알아차릴 수 있을 정도로 정밀하지 않아서 실상은 변화하고 있음에도 그것을 알아차리지 못할 뿐이다.

이런 이해를 바탕으로 지법의 원리를 분석하면 지법 명상에서 정지해 있는 차에 집중한다는 의미는 차의 특정 한순간의 상태를 박제화해서 계속 같은 이미지에 집중하는 것이다.

마음의 속성상 마음이 하나의 대상에 집중하고 있을 때는 다른 대상을 인지하는 것이 불가능하기 때문에 지법의 완성도가 올라갈수록 마음은 다른 대상으로 전전하지 않게 되고 그에 비례해서 고요해진다. 머릿속이 텅 빈 것 같은 상태, 생각이 없는 상태, 아무런 잡념이 없는 상태 같은 표현들이 바로 이런 상태를 묘사하는 좋은 예다.

지법 명상으로 얻을 수 있는 유익함은 불필요한 생각과 감정을 최소화함으로써 에너지 소모를 줄일 수 있고 시비분별에 빠져 일희일비하며 겪는 괴로움을 적어도 지법 명상 시간 동안 줄일 수 있다는 점이다. 그리고 지법 명상을 마친 후에도 명상으로 쌓인 에너지로 인해 일정 시간 동안은 심신의 안정감이 유지된다.

흔히 명상하는 사람들이 평화롭고 여유로워 보이는 이유는 이런 지법의 효과가 드러나기 때문인 경우가 많다. 그러나 지법을 통해서는 마음의 괴로움을 근본적으로 없앨 수 없다.

지법의 한계는 마음이 하나의 대상에 높은 수준으로 집중된 상태를 벗어나면 언제든지 평화나 안정이 깨질 수 있다는 데 있다. 왜냐하면 마음이 대상에 전일집중(全一集中) 하던 상태에서만 다른 대상을 인지하는 마음이 일어나지 않고 전일집중이 깨지면 바로 기존 의식 수준으로 되돌아가 다양한 대상으로 전전하는 인식이 일어나기 때문이다.

결국 지법 자체는 마음의 작용을 억제하는 것이지, 근본적인 의식의 정화 상태는 아니다.

의식의 정화는 현상을 있는 그대로 꿰뚫어 봄으로써 모든 현상에 어떠한 특정 가치도 부여할 수 없다는 것을 아는 것이다. 그러나 지법 수준의 의식은 여전히 현상에서 특정한 가치를 의식적이든 무의식적이든 갖고 있는 상태이므로, 그러한 가치가 훼손되거나 부딪히는 상황이 발생하면 여전히 마음의 동요가 생기게 된다. 따라서 지법만으로는 마음의 괴로움 자체를 없애지 못한다고 하는 것이다.

관법은 도로 위를 달리는 자동차들을 보고 가능한 많은 차이를 구별해 보는 훈련과 흡사하다.

처음부터 고속도로처럼 자동차가 많고 달리는 속도가 빠른 곳에서 차들을 구별하기는 쉽지 않다. 그래서 먼저 한적한 도로에서 지나가는 차들의 특징을 알아차림 해본다.

이해를 돕기 위해 알아차림의 과정을 순차적으로 나열해 보자.

1단계: 지나가는 차량의 수를 센다.
2단계: 1단계의 과정을 알아차림과 더불어 차량의 종류를 구별해 본다.
3단계: 1, 2단계를 알아차림과 더불어 차량의 색깔까지 구별해 본다.
4단계: 1, 2, 3단계를 알아차림과 더불어 차량 한 대당 몇 사람이 타고 있는지 구별해 본다.
5단계: 1, 2, 3, 4단계를 알아차림과 더불어 차에 탄 사람들의 성별을 구별해 본다.

6단계: 1, 2, 3, 4, 5단계를 알아차림과 더불어 그들이 입고 있는 옷의 색깔도 구별해 본다.

위와 같이 점진적으로 알아차림의 영역과 대상을 섬세하게 늘려가며 알아차림의 정밀도를 높여갈 수 있다.

다음으로 좀 더 통행이 많은 도로로 옮겨 위의 과정을 반복하며 알아차림의 수준을 높여간다. 최종적으로 고속도로처럼 통행 차량의 수가 많고 차량 흐름의 속도가 빠른 곳에서 위의 전 과정을 반복하며 알아차림의 정도를 높여간다.

이러한 관법의 과정을 도식화하면 아래와 같이 표현할 수 있다.

◆ 관법의 알아차림

1단계: A 알아차림

2단계: A 알아차림+B 알아차림

3단계: A 알아차림+B 알아차림+C 알아차림

4단계: A 알아차림+B 알아차림+C 알아차림+D 알아차림

5단계: A 알아차림+B 알아차림+C 알아차림+D 알아차림+E 알아차림

6단계: A 알아차림+B 알아차림+C 알아차림+D 알아차림+E 알아차림+F 알아차림

7단계: 6단계+α

8단계: 7단계+α+β+・+・+・+・+・+・+・+・+

이와 같은 방식으로 무한대로 알아차림의 대상과 영역을 확장해 갈 수 있다. 하지만 알아차림의 대상과 영역을 확장해 가는 것이 꼭 필요한 것도 아니다.

위에 예를 든 방식은 알아차림의 숙련도가 높아질수록 그만큼 더 많은 대상을 알아차릴 수 있다는 것이지, 반드시 알아차림의 대상과 영역을 확장해 가야 한다는 것을 의미하지 않는다.

알아차림의 대상을 몇 가지로만 한정할 때 알아차림이 수월한 사람은 굳이 알아차림의 대상을 확장할 필요가 없다. 알아차림을 통해 현상의 일어남과 사라짐이라는 보편성을 아는 것이 핵심이지 현상 자체를 얼마나 많이 또는 넓게 알아차리느냐가 관건이 아니다. 알아차림이 원숙해지면 대상의 변화를 아는 속도가 향상되어 그만큼 대상의 변화를 더 섬세한 수준에서 알 수 있기 때문에 위의 예를 들어준 것이다.

자신의 성향이 알아차림의 대상을 간소화하여 현상의 일어남과 사라짐을 꿰뚫어 보는 것이 잘 맞는 사람은 그렇게 하면 되고, 다양한 대상을 알아차림 하면서 현상의 일어남과 사라짐을 꿰뚫어 보는 것이 자연스러운 사람은 그 방식을 가져가면 된다.

알아차림이 숙달되면 아래의 몇 가지 이해가 생긴다.

첫째, 대상으로 전향하는 마음은 그냥 일어나는 것이 아니라 다양한 조건들의 관계가 변할 때 일어난다.

둘째, 어떤 대상이 알아차려진다는 것은 반드시 그 전 알아차림의 대상은 사라지고 새로운 알아차림의 대상이 나타난 것이다.

셋째, 알아차림은 그냥 일어나는 것이 아니라 대상이 바뀔 때 더 강한 대상으로 전향하는 마음이 생기고 난 후에 일어난다.

이해를 돕기 위해 어떤 사람이 호흡을 대상으로 알아차림 하는 예를 들어보자.

그는 앉은 상태에서 호흡을 관찰한다.
얼마간의 시간이 지나자 피곤함이 몰려드는 것을 알아차린다.
누워서 쉬고 싶다는 생각을 알아차린다.
그 순간 호흡에 대한 알아차림을 놓친 것을 알아차린다.
그래서 다시 호흡을 알아차리기 시작하는데 호흡이 처음보다 얕아지고 빨라진 것을 알아차린다.
그 상태에서 몸을 알아차려 보니 등이 구부정한 상태로 바뀐 것을 알아차린다. 그 후 다시 등을 펴고자 하는 의도를 알아차린다. 등을 편 후 다시 호흡을 알아차리자 어느새 호흡이 길어지고 속도가 완만해진 것을 알아차린다.

호흡을 대상으로 알아차림 하는 예를 종합해 보면 위에 이미 설명한 것과 같은 과정을 거침을 알 수 있다.

먼저 마음은 자극이 강한 대상으로 전향한다. 호흡을 알아차리겠다고 마음먹지만 피곤함이라는 더 강한 대상이 생기면 눕고 싶다는 생각으로 마음은 전향된다. 눕고 싶다는 생각으로 마음이 전향되면 호흡을 알아차리지 못한다.

마음이 다른 대상으로 전향되면 그 대상은 사라지고 없다. 호흡 상태가 바뀐 것은 그냥 바뀐 것이 아니라 피곤함으로 인해 등이 말리면서 상체의 호흡 공간이 압박되면서 호흡이 얕아진 것이다. 반대로 등을 펴 호흡 공간이 확보되면 다시 호흡은 깊고 완만하게 바뀐다.

이와 같이 어떤 현상도 독립적으로 일어나는 것이 아니라 서로가 서로를 조건으로 삼아 매 순간 형태나 기능이 다르게 발현되는 것이다.
 알아차림도 조건의 변화에 따라 상태가 변화될 때 나타난다. 조건의 변화가 없고 상태 변화가 생기지 않으면 마음은 움직이지 않게 되므로 알아차림도 일어나지 않는다.
 관법의 목적은 현상의 실상을 있는 그대로 보는 것이고 그 지혜로 인해 괴로움 자체를 제거할 수 있는 것이다.
 괴로움의 발생 구조는 아래와 같다.

 자신이 원하는 어떤 상태가 자신이 원하는 방식으로 유지되기를 바란다.
 하지만 그 어떤 상태도 우리의 바람처럼 고정되어 유지되지 못한다.
 우리의 기대를 저버리는 변화를 있는 그대로 받아들이지 못할 때 괴로움이 생긴다.
 명상에서 바라보는 괴로움은 크게 두 가지이다.
 첫째는 그 자체로 괴로운 것이고, 둘째는 현상의 변화를 있는 그대로 받아들이지 못해 생기는 괴로움이다.
 그 자체로 괴로운 것은 주로 육체에 근거한 감각으로 생긴다. 추위, 더위, 병, 피곤함, 배고픔, 통증 등과 같은 육체에 기반한 괴로움은 어느 누구도 피해갈 수 없다.

다음으로 현상의 변화를 있는 그대로 인정하지 못해 생기는 괴로움은 존재하기(형성되었기) 때문에 피할 수 없는 것이 소멸이고, 이 소멸은 곧 다른 상태로의 변화를 전제로 함에도 이를 있는 그대로 받아들이지 못해 생기는 괴로움을 말한다.

모든 형성된 것은 변화와 소멸의 과정을 겪어야 함에도 불구하고 이 과정을 온전히 받아들일 수 없다면 저항하는 강도와 비례해서 괴로움도 커질 것이다.

명상을 통해 괴로움을 제거한다는 것은 '그 자체로 괴로운 것'을 없앤다는 뜻이 아니다. 명상을 통해 제거할 수 있는 괴로움은 자신의 착각 또는 욕심으로 '현상의 있는 그대로를 받아들이지 못해 생기는 정신적 괴로움'을 제거한다는 의미다.

있는 그대로 받아들이면 더 이상 괴로움을 겪지 않는다.

3. 지법과 관법을 함께 수행하는 이유

명상의 지향점에 따라 지법만 수행할 수도 있고 관법만 수행할 수도 있다. 그러나 이 두 가지 명상법은 사실 엄격하게 분리될 수 있는 것이 아니며 상호 보완적인 성격을 지니고 있다. 왜냐하면 지법을 통해 마음이 대상에 집중하는 수준이 높아지지 않으면 대상의 변화를 알아차리는 데 한계가 있고, 알아차림을 조금 하다가 집중력이 약해져 산만해지면 더 이상 현상의 변화를 관찰할 수 없게 되기 때문이다.

관법이 현상의 끊임없는 변화를 알아차림 하는 방식으로 지법과 다르지만 이 두 가지 명상법 사이에는 공통분모가 존재한다.
한순간에 하나의 현상을 관찰하고 다음 순간 다른 현상을 관찰하기 위해서는 매 순간 개별 현상에 집중하고 있어야 한다. 집중의 측면에서 지법과 관법의 근본적인 차이는 대상을 고정된 상(相)으로 취해서 마음을 그 대상에 연속적으로 묶어둘 것인지, 아니면 매 순간 변화하는 상태 하나하나를 개별적으로 알아차려서 마음이 머물지 않게 할 것인지에 따라 달라질 뿐이다.

관법과 지법의 관계를 그림으로 표현해 보면 마치 수레의 두 바퀴와 같다.

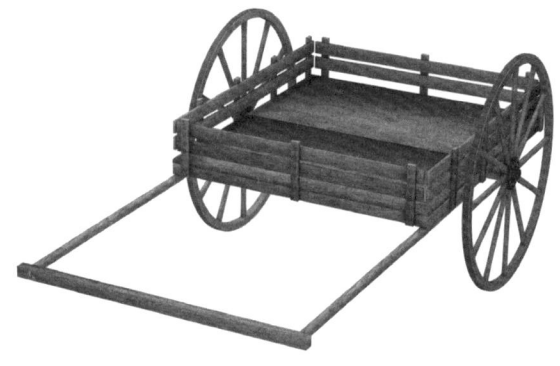

바퀴의 모양과 크기가 다를 경우 수레가 제대로 굴러갈 수 없듯이 두 명상 수행법 역시 서로 균형을 이룰 때 가장 이상적이다.

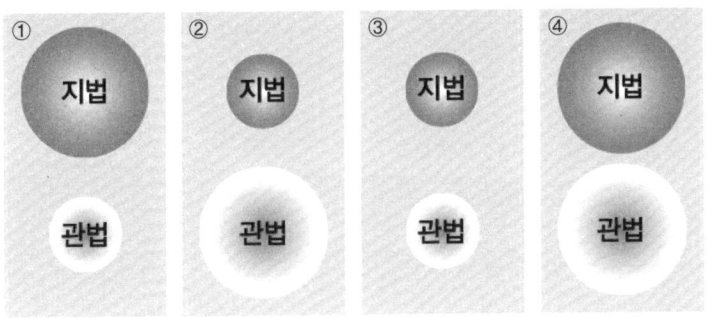

위 그림과 같이 관법과 지법은 어느 한쪽이 더 발달하고 다른 한쪽이 덜 발달할 때 명상의 균형을 맞추기 어렵다.

1번과 같이 지법이 강한 사람은 마음이 안정되고 평온하겠지만 지혜가 예리하게 계발되지 못할 것이다.

반대로 2번과 같이 관법이 강한 사람은 지혜는 예리하게 계발되지만 이완이 잘 되지 못할 수 있다.

3번의 경우 지법과 관법이 둘 다 비슷한 크기로 발달했지만 4번과 비교했을 때 크기가 작다. 이 말은 마음을 고요하게 하는 지법도, 알아차림을 통해 현상을 통찰하는 관법도 깊지 않은 수준을 말한다.

4번의 경우 지법과 관법이 둘 다 비슷한 크기로 발달했고 바퀴의 크기도 충분히 크다. 이는 마음도 충분히 고요하고 알아차림을 통한 통찰도 깊은 상태를 표현한 것이다.

위 네 가지 경우를 종합해서 정리하면 다음과 같은 결론을 내릴 수 있다. 지법과 관법은 상호보완적이고 마음이 고요할수록 알아차림이 수월해지고 알아차림이 수월해질수록 마음은 더 고요해진다.

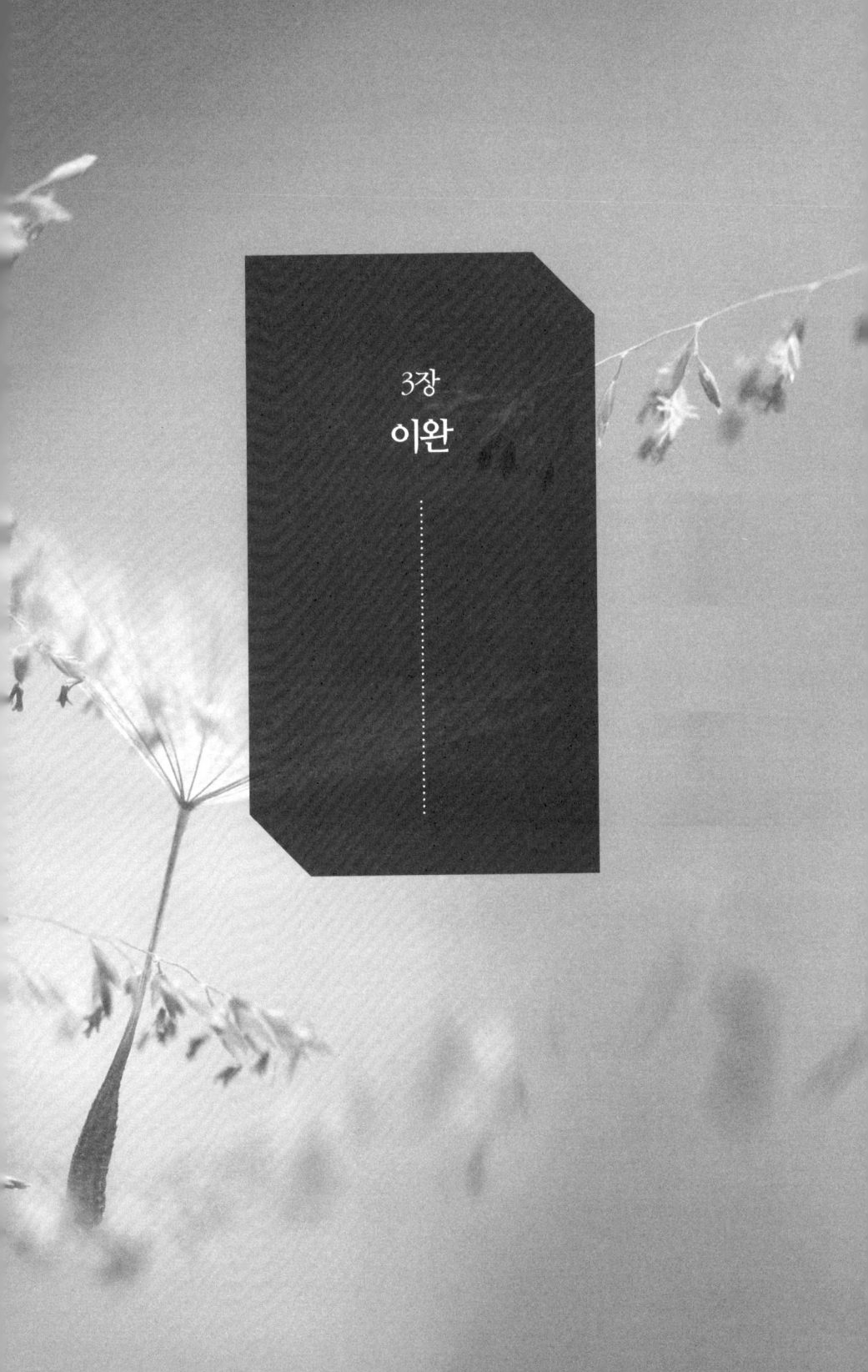

3장
이완

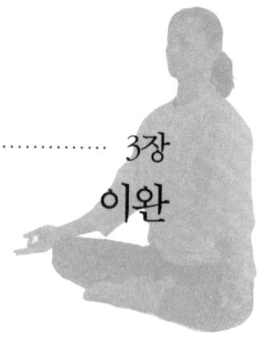

3장
이완

1. 의식과 이완

　명상에 있어 이완은 가장 중요한 요소 중의 하나다.

　긴장은 자신이 공격하거나 방어하지 않으면 안 된다고 느끼는 의식적·무의식적 심리적 판단에 기반하여 생긴다. 긴장된 상태에서는 에너지 대부분을 공격과 방어의 대상에 사용해야만 하고 의식적이든 무의식적이든 투쟁 도피 반응(Fight or Flight Response)을 보이게 된다.

　현대인의 아이러니는 현재 투쟁 도피 반응을 보이지 않아도 되는 상황임에도 불구하고 '잘못된 자기 동일시(False Identification)'에 의해서 이러한 반응을 보인다는 점이다.

　인간의 역사를 볼 때 원시 시대에는 환경에 거의 무방비로 노출되어 있었기 때문에 생존 자체가 가장 큰 에너지 소모 요인 중의 하나였을 것이다. 생존을 위해 사냥을 해야 할 때나 야생 동물과의 대치 상황, 또는 험난한 자연환경을 극복해야 하는 상황에서 생존에 필요한 방식으로 에너지를 사용해야 했을 것이다.

그래서 작은 소리 하나에도 예민하게 반응하고, 공격을 가할 수 있는 동물의 형체나 색깔에도 민감하게 반응해야 생존율이 높아질 수 있었기 때문에 교감신경이 쉽게 항진되어 호흡, 맥박, 혈액순환 등이 빨라지고 유사시를 대비해서 힘을 잘 쓸 수 있도록 근육이 수축되는 일이 많았을 것이다.

현대를 사는 우리의 일상에서는 생존을 위협하는 이런 상황은 거의 발생하지 않는다. 그럼에도 불구하고 현대인은 일상에서 투쟁 도피 반응을 자주 경험한다. 이러한 반응을 보이는 이유는 원시적 뇌의 생존 기제가 작용하기 때문이라 생각한다.

쉽게 설명하면, 정체성을 자신의 의식 수준만큼 한정시켜 고착시켰기 때문에 그 정체성이 위협받는다는 착각이 들면 바로 공격이나 방어를 해야 한다는 원시적 뇌의 생존 기제가 여전히 작용한다는 의미이다. 신경계로 풀어보면 원시 시대의 생존에 필요한 공격 및 방어 체계에 적합했던 교감신경계의 역할이 생존의 위협을 받지 않는 상황에서도 여전히 동일한 방식으로 오작동 될 때가 있다는 의미이다.

예를 들어, 외모에 대한 평가를 듣고 화가 치밀고 속상하고 좌절하는 사람들이 있는데 이들은 무의식중에 자신의 정체성을 몸, 특히 자신이 설정한 이상적 외모와 동일시해 놓았을 가능성이 크다. 자신의 현재 외모와 이상적 외모 사이의 차이로 열등감을 느낀다거나 자신이 설정한 이상적 외모를 다른 이들이 인정하지 않으면 그것을 자신의 정체성에 대한 거부 또는 공격으로 받아들이는 것이다.

다른 사람은 나름의 기준과 방식으로 외모를 평가했을 뿐인데 당사자는 정체성이 평가당했거나 부정되었다는 오해가 생겨 이를 공격적 상황으로 잘못 인식하는 것이다.

외모에 대한 예를 들었지만 다른 기준, 즉 학벌, 건강, 집안 배경 등 다양한 삶의 영역에서 스스로 형성해 놓은 '잘못된 자기 동일시'와 부딪히는 상황을 만나면 우리는 자주 투쟁 도피 반응을 보이곤 한다. 물론 다른 원인에 의한 긴장도 있고 육체나 정신이 건강하지 않아서 생기는 긴장도 있지만 이러한 긴장들도 뿌리는 잘못된 자기 동일시에 있을 확률이 높다.

긴장 상태에서는 생존에 필요한 투쟁 도피 반응에 대부분의 에너지를 쓰기 때문에 자신의 내면을 들여다볼 여분의 에너지가 거의 없다.

명상한다는 것은 자신의 내면을 들여다본다는 의미이기 때문에 외부를 바라봄으로써 생긴 긴장 상태로는 명상할 수 없다. 긴장이 특정 환경이나 조건에서 형성되었다면 그러한 조건을 바꿔주면 마음의 기제에 의해서 이완도 가능하다.

1장의 8. 명상의 시간과 공간에서 언급한 내용 중 이완에 도움이 되는 환경을 선택하는 것도 좋은 방법이 될 것이다. 그리고 투쟁 도피 반응이 교감신경을 활성화시키는 반응이었다면 반대로 이완을 유도하는 부교감신경을 자극하는 방법이 좋은 대안이 될 수 있다.

심호흡을 하면서 장기에 퍼져있는 부교감신경들을 자극하여 긴장을 완화시킬 수 있고 체온이나 맥박 또는 호흡 자체의 움직임에 집중하면서 부교감신경들을 활성화시킬 수도 있다.

다음으로 명상의 가장 큰 애로점 중의 하나인 졸음을 극복하는 방법을 알아보자.

인간의 뇌파는 이완되었을 때 크게 두 가지 상태 중 하나를 경험한다.

하나는 현상의 변화를 알아차림 하는 상태이고 다른 하나는 잠에 빠지는 것이다.

깊은 명상 중에는 몸은 온전히 이완되어 있지만 정신은 맑게 깨어있기 때문에 마음은 특정 대상으로 전향되어 고요하거나 현상의 변화를 또렷이 알아차림을 할 수 있다. 이 상태를 계속 유지하면 명상 상태가 유지되는 것이고 이완된 상태에서 마음의 전향이나 알아차림이 없으면 대부분 잠에 빠지고 만다.

아래 이미지 1과 2는 의식과 이완의 관계를 직관적으로 표현한 것이다.

진한 색으로 갈수록 의식의 명료함이 떨어지고 알아차림이 없는 상태이다.

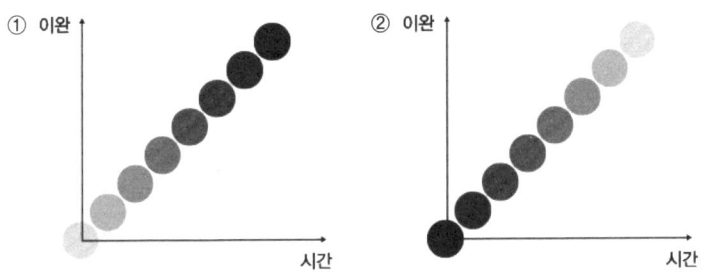

이미지 1은 시간이 흐르면서 이완도가 높아지자 의식은 점점 잠으로 빠져 알아차림(또는 집중)이 없는 상태를 보여준다.

이미지 2는 시간이 흐르면서 이완도가 높아지자 의식은 점점 명료해져 현상의 변화를 또렷하게 알아차림(또는 집중) 하는 상태를 보여준다.

먼저 명상 중에 졸음에 빠지지 않을 수 있는 가장 큰 요인이 무엇인지 생각해 보자.

사실 명상뿐 아니라 어떤 일을 하더라도 자신이 진정으로 원하는 일이 아니면 집중력도 떨어지고 완성도도 떨어질 것이다. 따라서 명상도 스스로 진정으로 원해야 알아차림(집중) 할 수 있다. 자발적으로 명상하지 않는다면 아무리 다른 조건들이 갖춰져 있어도 명상으로 마음을 전향하거나 대상을 알아차림 하기란 쉽지 않을 것이다. 명상에 대한 자발적 의지가 있다는 전제 하에 다른 부차적인 요소들이 의미를 가질 수 있다.

명상 시 졸음에 빠지는 원인은 크게 육체적 요인과 정신적 요인으로 나눌 수 있다.

육체적으로 너무 피곤한 경우, 과식한 경우, 통증이나 병으로 에너지 소모가 많은 경우, 추위와 더위 등으로 견디기 힘든 경우 등은 졸음에 빠지기 쉬운 조건들이다. 이 외에도 1.8. 명상의 시간과 공간에서 언급했던 조명, 소리, 냄새, 접촉 같은 요소들도 졸음에 영향을 끼치지만 큰 틀에서는 아래 제시한 수준에서 판단하여 명상 중 졸음에 대처하면 된다.

육체적 피로가 심할 때는 명상 전에 짧은 휴식을 취하는 것이 더 효과적일 수 있다.

승려들의 명상 전통에는 용맹정진(勇猛精進)이라는 것이 있는데 며칠씩 자지 않고 눕지 않고 명상을 하는 경우도 있지만 나는 이런 방식은 권하지 않는다. 어떤 명상이든 일상이 되지 못하면 지속 가능하지 않기 때문에 결국 명상과 삶이 분리되어 죽은 명상이 될 가능성이 크기 때문이다. 그래서 지속 가능한 수준에서 꾸준히 일정 시간의 명상을 반복하기를 권한다.

통증이나 병이 있어 에너지 소모가 많고 신체의 괴로움이 많은 경우라도 명상을 통한 집중이 생겨 병이 완화되거나 치유되는 경우도 있고, 알아차림을 통한 현상의 변화에 대한 통찰이 생겨 통증이나 병도 완화되거나 치유되는 경우도 있다. 하지만 이 정도의 효과를 보기까지는 일정 수준 이상 명상에 익숙해져 있어야 하므로 익숙지 않은 경우 우선 통증에 대한 치료를 하고 몸에 무리가 가지 않는 선에서 명상하기를 권한다.

음식을 절제하지 못해 과식이나 과음을 하면 역시 소화나 대사처리 하는 데 많은 에너지가 소모되기 때문에 졸음에 빠질 수 있으므로 적정량 이상으로 과식하지 않는 노력이 필요하다.

추위와 더위 등 온도 조건으로 졸음이 생긴다면 억지로 환경을 극복하는 것도 방법이 될 수 있지만, 자신의 성향과 몸 상태를 판단해서 조건을 바꾸는 것이 더 유익하다는 판단이 서면 온도 조건을 쾌적한 수준으로 바꿔 명상의 방해 요소를 줄이는 것도 좋은 대안이 된다.

다음으로, 정신적 요인과 관계되는 것들을 알아보자.

벌여놓은 일들이 너무 많아 산만한 경우, 스트레스가 과도한 경우, 일이 너무 바빠 시간에 쫓기는 경우, 생각이나 감정 낭비가 심한 상황에 처한 경우 등은 졸음에 빠지기 쉬운 조건들이다. 위의 조건들은 알아차림(또는 집중)을 방해하는 요소로 작용하기도 하지만 한편으로는 정신적 피로로 인해 졸리게 만드는 요소로도 작용한다.

이런 정신적 피로를 벗어나기 위해 명상을 한다고 생각하기 쉽지만 아이러니하게도 번잡한 정신적 환경에서는 명상하기란 쉽지 않다. 그래서 명상하는 동안만이라도 온전히 명상의 대상으로 전향하고 그 시간 동안만은 어떤 정신적 요소들이 방해한다 할지라도 명상 시간이 끝날 때까지는 다른 대상에 주의를 뺏기지 않겠다는 각오가 필요하다.

또 하나 현실적인 대안은 먼저 주변을 정리하는 것이다. 억지로 되지 않을 일, 현재 자신의 능력 범위를 벗어나는 일, 동시다발로 벌여놓은 일이 많아서 에너지를 지속적으로 쓸 수 없는 일 등은 자신의 통제 영역이 아니라는 사실을 인정하고 가능한 최대한 정리를 하고 명상을 시작하는 것이 좋다.

우리는 명상을 하든 하지 않든 모든 일은 억지로 되지 않는다는 것을 경험을 통해서 알고 있다. 따라서 명상을 통해서 문제를 해결하려 하는 것보다는 상식선에서 그런 문제들을 해결할 의지를 낸 다음 선택적으로 무엇을 포기할지를 결정하는 것이 명상자의 기본 마음가짐에 더 적합하다.

마지막 대안은 일의 우선순위를 정하고 명상이 차지하는 순서와 시간을 지키는 연습을 하는 것이다. 지속적으로 일이 머릿속에서 맴돌지만 어차피 한순간에 한 가지 일밖에 할 수 없는 것이 뇌의 기능이고 마음의 구조라면 정해진 시간에는 정해진 일만 하는 것이다.

2. 이완을 위한 내관법

이완하는 방법은 다양하다.

그중 시간과 장소의 구애를 받지 않고 할 수 있는 이완법으로 3단계 '신체 내관법(Body Scanning)'을 소개한다.

 마음은 대상을 알아차리고 강한 대상으로 전향한다고 했는데 이완법 역시 이러한 마음의 기제를 이용한다. 우리는 평소 자신의 몸을 섬세하게 느끼지 못한 채 생활한다. 자신이 어떤 자세를 취하고, 표정을 짓고, 몸짓을 하며, 호흡을 하는지 등을 잘 알지 못한다. 어느 날 갑자기 몸이 아프고 나서야 우리는 그동안 몸을 돌보지 않았다고 느끼고 몸을 돌보기 시작한다.

 따라서 여기 소개하는 신체 내관법을 통해 이완도 하고 몸 상태도 점검하여 자신의 몸에 대한 이해를 높여가면 좋을 것이다.

 신체 내관법은 3단계를 거쳐 이완과 집중의 정도를 심화시켜 간다.

> 1단계는 신체 표면의 각 부위를 내관한다.
> 2단계는 골격을 이루는 뼈들을 내관한다.
> 3단계는 몸 안의 장기들을 내관한다.

 신체 표면을 느끼는 내관법은 집중력이 많이 필요치 않을 수도 있다. 그러나 뼈를 내관하거나 몸 안의 장기들을 내관하기 위해선 상당한 집중력이 요구된다. 위와 같이 3단계의 내관법을 거치면서 집중은 깊어지고 마음은 고요해지며 명징해진다. 낮은 단계의 내관법이 숙달되기 전까지는 높은 단계의 내관법은 연습하지 않는 것이 좋다. 기초가 튼튼해지기 전까지는 높은 단계의 내관법을 수행해도 상위 단계를 습득하기 어렵기 때문이다. 따라서 단계별로 내관법을 충분히 숙달시킨 후 상위 단계로 넘어가기를 권한다.

◆ 내관법 1단계: 신체 표면 내관법

먼저 아래 제시된 이미지 1을 본다.

자신이 아래 이미지 1과 같이 누워있다고 상상한다. 눈을 감고 아래 이미지가 떠오르는지 본다. 상상이 잘 되지 않을 경우, 직접 아래 이미지 1과 같이 누워 느낌을 살려본다. 처음에는 이미지가 명확히 떠오르지 않거나 흑백으로 떠오를 것이다. 그럴 때는 다시 눈을 뜨고 이미지를 보고 다시 눈을 감고 이미지를 떠올린다. 이미지가 좀 더 명확하고 구체적으로 떠오를 때까지 반복한다.

①

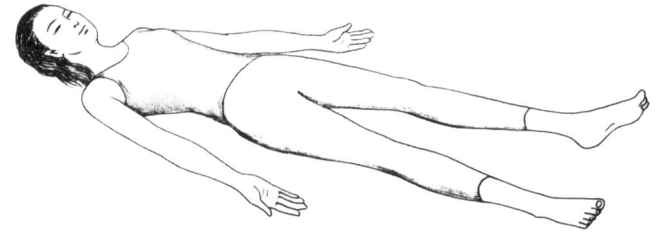

다음은 이미지 2와 같이 머리에서부터 손가락과 발가락을 향해 화살표 방향을 따라 시선을 이동하며 신체 표면 부위들을 마음속에 이미지로 각인시킨다.

②

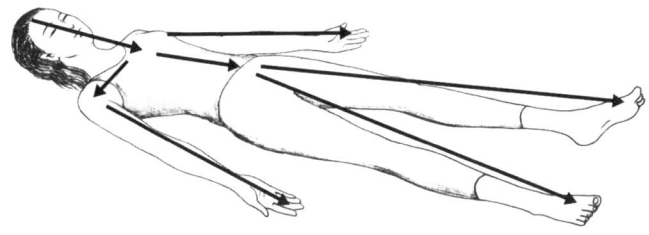

 눈을 감고 위 이미지가 떠오르는지 보고 명확하고 구체적인 이미지가 떠오르지 않을 경우, 이미지 1을 떠올리는 방법과 같이 반복한다. 어느 정도 명확한 이미지가 떠오르면 그 이미지를 자신의 몸으로 바꾼다.
 다시 자신의 몸 위에서 화살표 방향으로 머리에서 손끝과 발끝을 향해 의식을 이동하면서 신체 부위들이 떠오르는지 느껴본다. 의식을 이동하며 신체 부위들을 떠올리고 마음속으로 해당 신체 부위의 이름을 불러보고 해당 신체 부위를 만진다고 상상한다.

 의식을 이동하는 순서는 아래와 같다.
 정수리 → 이마 → 눈썹 → 눈 → 코 → 귀 → 입 → 턱 → 목 → 가슴 → 어깨 → 팔꿈치 → 손목 → 손바닥 → 손가락 → 가슴 → 명치 → 배 → 골반 → 허벅지 → 무릎 → 정강이 → 발목 → 발등 → 발가락

신체 부위들이 명확히 떠오르고 느낌이 분명해질 때까지 수차례 반복한다.

◆ 내관법 2단계: 뼈 내관법

뼈를 내관하는 것은 관념적으로 낯설어 거부감이 들 수도 있다. 그러한 경우에는 뼈 내관법을 생략할 수 있다. 뼈 내관법에 거부감이 없다면 뼈 내관법을 통해서 집중력을 향상시키고 더 깊게 이완할 수 있을 것이다.

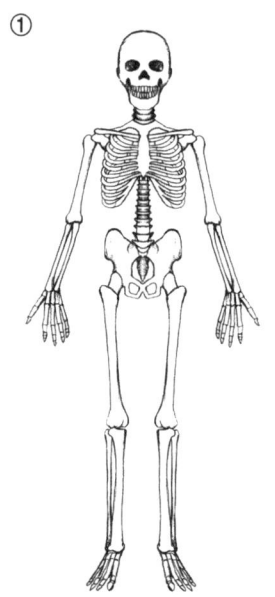
①

먼저 옆에 제시된 이미지 1을 본다. 눈을 감고 옆의 이미지가 떠오르는지 본다. 처음에는 이미지가 명확히 떠오르지 않거나 흑백으로 떠오를 것이다. 그럴 때는 다시 눈을 뜨고 이미지를 보고 다시 눈을감고 이미지를 떠올린다.

이미지가 좀 더 명확하게 구체적으로 떠오를 때까지 반복한다.

다음은 이미지 2와 같이 머리에서부터 손가락과 발가락을 향해 화살표 방향을 따라 시선을 이동하며 각 뼈들을 마음속에 이미

②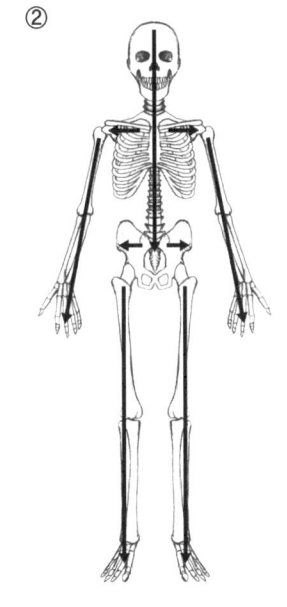

지로 각인시킨다.

눈을 감고 옆의 이미지가 떠오르는지 보고 명확하고 구체적인 이미지가 떠오르지 않을 경우, 이미지 1을 떠올리는 방법과 같이 반복한다. 어느 정도 명확한 이미지가 떠오르면 옆의 이미지를 자신의 뼈라고 상상한다.

다시 자신의 뼈 이미지 위에서 화살표 방향으로 머리에서 손끝과 발끝을 향해 의식을 이동하면서 각 부위의 뼈들이 떠오르는지 느껴본다. 의식을 이동하며 뼈들을 떠올리고, 마음속으로 해당 뼈들의 이름을 불러보고, 해당 뼈들을 만진다고 상상한다.

의식을 이동하는 순서는 아래와 같다.
두개골 → 턱뼈 → 경추 → 쇄골 → 견갑골 → 위팔뼈 → 아래팔뼈 → 손가락뼈 → 가슴뼈 → 갈비뼈 → 흉추 → 요추 → 골반뼈 → 대퇴골 → 무릎뼈 → 정강이뼈 → 발가락뼈

각 뼈들이 명확히 떠오르고 느낌이 더 분명해질 때까지 수차례 반복한다.

3장 | 93

◆ 내관법 3단계: 장기 내관법

장기를 내관하는 것 역시 관념적으로 낯설어 거부감이 생길 수 있다. 그러한 경우 장기 내관법을 생략할 수 있다. 장기 내관법에 거부감이 없다면 장기 내관법을 통해서 집중력을 향상시키고 더 깊게 이완할 수 있다.

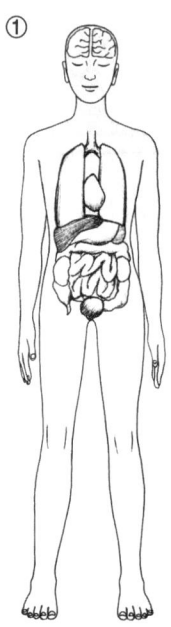

먼저 옆에 제시된 이미지 1을 본다. 눈을 감고 옆의 이미지가 떠오르는지 본다. 처음에는 이미지가 명확히 떠오르지 않거나 흑백으로 떠오를 것이다. 그럴 때는 다시 눈을 뜨고 이미지를 보고 다시 눈을 감고 이미지를 떠올린다.

이미지가 좀 더 명확하게 구체적으로 떠오를 때까지 반복한다.

다음은 이미지 2와 같이 뇌에서부터 복부의 각 장기들을 향해 화살표 방향을 따라 시선을 이동하며 각 장기들을 마음속에 이미지로 각인시킨다.

눈을 감고 아래의 이미지가 떠오르는지 보고 명확하고 구체적인 이미지가 떠오르지 않을 경우 이미지 1을 떠올리는 방법과 같이 반복한다. 어느 정도 명확한 이미지가 떠오르면 아래 이미지를 자

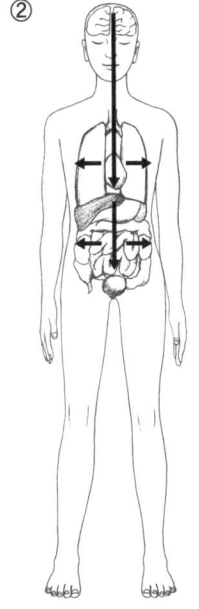

신의 장기라고 상상한다.

다시 자신의 장기 이미지 위에서 화살표 방향으로 뇌에서 복부의 각 장기들을 향해 의식을 이동하면서 각 부위의 장기들이 떠오르는지 느껴본다. 의식을 이동하며 장기들을 떠올리고, 마음속으로 해당 장기들의 이름을 불러보고, 해당 장기들을 만진다고 상상한다.

의식을 이동하는 순서는 아래와 같다.
좌뇌 → 우뇌 → 뇌 전체 → 왼쪽 폐 → 오른쪽 폐 → 폐 전체 → 심장 → 위 → 비장 → 간 → 쓸개 → 소장 → 대장 → 방광 → 왼쪽 신장 → 오른쪽 신장 → 신장 전체

각 장기들이 명확히 떠오르고 느낌이 더 분명해질 때까지 수차례 반복한다.

신체 부위들을 내관하는 과정에서 어떤 사람은 신체 부위들이 다른 색깔로 보이기도 하고, 더 밝거나 어둡게 느껴지기도 하고, 더 가볍거나 무겁게 느껴지기도 할 것이다. 또 어떤 신체 부위를 내관할 때는 통증이나 형언하기 어려운 어떤 감정이 느껴질 수도 있다.

　드물지만 사람에 따라 투시가 되거나 일반적으로는 지각할 수 없는 특수한 느낌이 생길 때도 있다. 내관법을 통해서 경험하는 것들은 다양하지만 시비를 가리거나 특정한 가치를 부여할 필요는 없다. 이러한 모든 경험들은 모두 개인차에 의해서 특별히 더 발달된 감각 기관의 차이와 민감도의 수준에 따라 다르게 느껴지므로 어떤 경험이라도 그저 자연스럽게 받아들이고 가치중립적으로 보면 된다. 그 어떤 느낌을 느끼더라도 그러하다고 받아들이는 과정에서 자연스럽게 긴장이 풀릴 것이다.

　내관법을 수차례 반복하다 보면 에너지 순환이 안 되는 신체 부위를 발견하게 될 것이고 자연스럽게 해당 부위에 집중하다 보면 치유되기도 한다. 또 특정 신체 부위와 연관된 감정이나 생각을 알 수 있게 되기도 한다.

　사람의 몸은 물리적 집합체로써 구조를 이루고 생리적 기능을 수행하지만 추가적으로 정신적으로 경험한 모든 것들을 저장하는 역할도 하기 때문이다.

　명상의 핵심 요소 중의 하나는 나눠서 보는 것이다. '나', '내 몸', '사람', '존재'라는 관념은 신체가 특정 형태를 이루고 기능할 때 잘못된 자기 동일시에 의해서 무의식적으로 형성되었다는 것을 내관법을 통해 이해하게 될 것이다.

　신체 부위들의 형태와 기능이 우리가 알고 있는 형태와 기능과 같지 않다면 우리는 더 이상 '인간'이라거나, '내 몸'이라거나, '나'라는 관념을 가질 수 없다는 것을 이해하게 된다. 이러한 이해는 잘못된 자기 동일시를 벗어나게 만드는 계기가 될 수 있다.

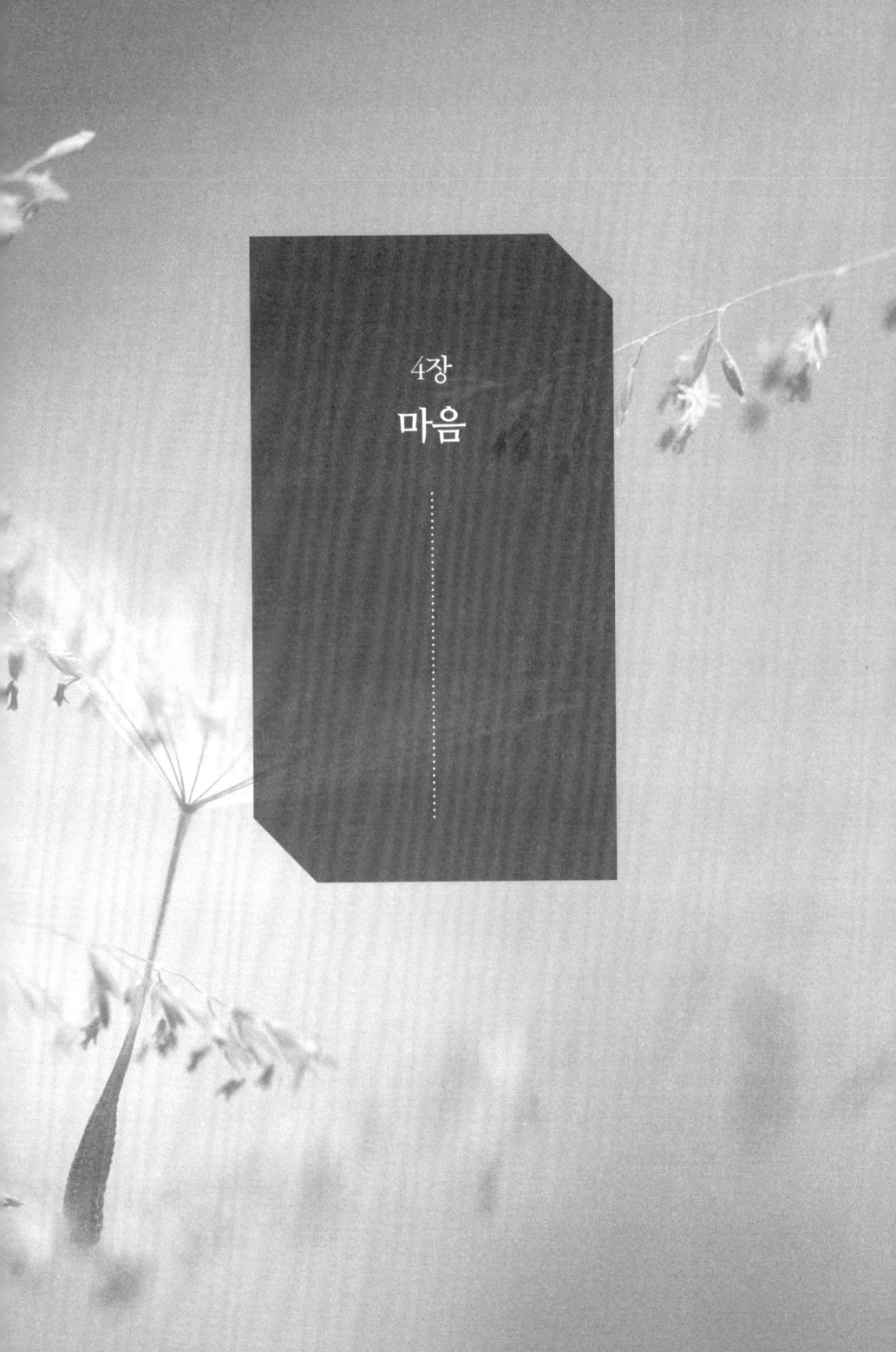

4장
마음

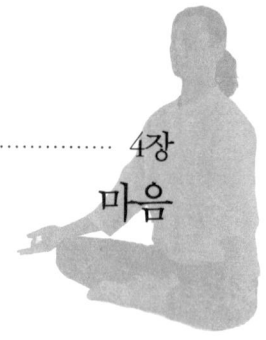

4장 마음

1. 마음이란 무엇인가?

'마음이란 무엇인가?' 이 질문은 간단하지만 답은 그리 간단하지 않다.
마음을 제대로 안다면 마음먹은 대로 살 수 있겠지만 인생이 마음처럼 살아지지 않는 것을 보면 우리가 마음을 온전히 안다고 할 수는 없다.

마음을 알기 위해서 우리가 생각해 봐야 할 문제를 크게 두 가지로 나눠보자.
첫째, 마음을 어떻게 정의 할 것인가?
둘째, 마음을 과연 통제할 수 있는가?

먼저 마음을 어떻게 정의할지 생각해 보자.
마음을 관찰해보면 마음은 대상이 있을 때 일어나고 대상이 사라지면 사라진다. 대상이 있다고 하더라도 마음이 일어날 때의 전제 조건은 감각기관이 정상적으로 작용할 수 있는 조건들이 갖춰졌을 때만 마음이 일어난다는 점이다.

만일 감각 기관에 어떤 장애가 있어서 전혀 기능을 하지 못한다면 해당 감각 기관을 통해 들어오는 정보가 없기 때문에 마음은 일어나지 않는다. 또 감각 기관이 정상적으로 작용한다고 할지라도 감각 기관이 작용하는 데 필요한 조건들이 부합되지 않으면 마음은 일어나지 않는다.

예를 들어, 눈이라는 감각 기관이 정상이지만 빛이라는 조건이 너무 어둡거나 밝으면 눈은 대상을 제대로 구분해내지 못한다. 이럴 때는 마음이 일어나지 않는다는 표현보다 왜곡된 인지의 마음이 일어난다고 보는 것이 더 타당하다.

어떤 상태의 변화가 생기기 전까지는 마음이 일어나지 않고 상태의 변화가 일어날 때만 마음이 일어난다. 상태의 변화가 있을 때만 마음이 일어난다는 말은 마음의 기능이 변화를 아는 것이라는 말과 같다.

그래서 마음을 '대상을 아는 것'이라고 정의했다. 여기서 대상을 아는 것이라고 할 때의 안다는 표현은 우리가 생각하듯 그렇게 단순하지 않다. 그래서 나는 대상을 아는 마음을 네 단계로 나눠서 정의한다.

예를 들어, 눈이라는 감각 기관에 자동차가 포착되면 마음은 이러한 시각 정보를 곧바로 인지하는데 이때의 앎은 우리가 관념적으로 인식하고 있는 자동차가 아니라 규정할 수 없는 어떤 것을 시각적으로 인지하는 것을 말한다. 이것은 다른 감각 기관을 통해서 들어 온 정보에도 똑같이 적용된다.

나는 이것을 관념화하기 전에 인지된 감각적 자극 또는 맨 느낌을 아는 것이라는 의미에서 '일차적인 앎'이라고 부르고 이때의 마음을 '일차적인 마음'이라 부른다. 이때의 앎은 관념이 개입하지 않은 시각 자극에 대한 반응이다.

그럼 우리가 생각하는 사물과 대상은 일반적으로 어떤 과정을 통해서 인지될까?

그것은 마음이 시각을 통해 규정할 수 없는 무엇인가를 인지한 후 기억 속에 내장된 다양한 데이터와 현재 지각된 시각 정보를 비교함으로써 가장 유사성이 높은 정보를 동일 대상이라고 선택하고 확정함으로써 가능하다. 따라서 사물과 대상의 인식은 결국 기존의 기억에 근거한 앎이라고 볼 수 있다.

이것을 나는 '이차적인 앎'이라고 부르고 이때의 마음을 '이차적인 마음'이라 부른다. 다른 감각 자극을 통해서 들어온 정보도 같은 과정을 거쳐 이차적인 앎이 된다. 즉, 일차적인 앎은 기억이 개입되거나 정보가 가공되지 않은 맨 느낌의 앎인 반면, 이차적인 앎은 그 정보를 기억 속의 정보들과 비교해서 가장 유사한 어떤 정보와 동일시하여 '이것은 무엇이다'라고 판단하는 앎이다.

바로 이 이차적인 앎이 우리가 규정하는 'A는 ~~이다' 식의 앎이다.

예를 들어, 노랗고 둥글고 주먹 반 만한 과일은 귤이고, 노랗지만 약간 타원에 가깝고 더 크고 배꼽처럼 튀어나온 부위가 있는 과일을 오렌지라고 인식하는 것이다.

그런데 캘리포니아산 오렌지와 플로리다산 오렌지는 더 섬세한 수준의 비교 정보, 즉 차별화된 정보가 있어야 확실한 구별이 가능하다. 비교 정보가 충분치 않을 때는 명확한 구분이 되지 않기 때문에 이차적인 앎에는 한계가 생긴다.

다음으로 '좋다/싫다/좋지도 싫지도 않다, 옳다/그르다/옳지도 그르지도 않다'와 같은 판단은 삼차적인 앎이라 부르고 이때의 마음을 '삼차적인 마음'이라 부른다. 이차적인 앎의 정보에 과거에 그 대상을 통해서 경험했던-엄밀히 말하면 해석했던-부가적인 정보가 더해져서 삼차적인 앎이 생긴다. 이 삼차적인 앎이 바로 느낌과 감정을 만드는 앎이다.

  예를 들어, 자동차를 타고 가다 사고를 당해 중상을 입어 큰 수술을 받았다. 그 후로도 오랜 기간 치료를 받았고 회복 과정에서 통증으로 고생했다고 가정해 보자. 그러면 삼차적인 앎의 수준에서는 자동차만 보면 '싫음', '거부감', '두려움' 같은 느낌이 바로 생긴다.

  이것은 일차적인 앎처럼 기억이 개입되지 않은 앎도 아니고, 과거 경험 정보를 조합해서 사물이나 대상을 규정하는 이차적인 앎도 아니다. 이것은 해석으로 점철된 오염된 앎(편향된 앎), 즉 관념이다.

  마지막으로 사차적인 앎이 있고 이때의 마음을 '사차적인 마음'이라고 부른다.

  사차적인 앎은 삼차적인 앎에서 의도나 의지 작용이 더해져서 결정을 내릴 수 있는 앎이다. 즉, 감정이나 느낌이 생길 때 의도나 의지를 내서 어떤 행동이나 말을 한다는 의미다.

  예를 들어, 자동차 사고를 당한 사람의 삼차적인 앎이 트라우마로 굳어져 있다면 자동차를 타고 싶어 하지 않을 수도 있다. 특히, 자신이 사고를 당했던 차종이나 색깔, 브랜드의 자동차만 보면 타고 싶지 않다는 의도나 의지가 더 강하게 표출될 수 있을 것이다.

  현상의 본질을 꿰뚫어 보는 힘(자각)이 약한 사람들은 주로 이 삼차적인 앎과 사차적인 앎을 통해 세상을 경험한다.

우리는 스스로 '나는 충분히 이성적이고 합리적'이라고 생각한다. 자신이 객관화되어 있다고 생각하고 싶어 한다. 그러나 자각하지 않으면 우리는 객관화되지 못한다. 자각할 때만 우리는 객관화될 수 있고 더 나아가 주관과 객관을 뛰어넘어 현상의 본질을 있는 그대로 볼 수 있다.

자신도 모르는 사이에 현재 의식의 주된 앎의 수준에 따라 자동화된 로봇처럼 일차적 마음에서부터 사차적 마음의 영역 중 한 영역의 마음을 주로 사용하게 된다.

마음은 너무 빨리 작용하기 때문에 거의 의식할 수 없을 정도의 빠른 속도로 인식이 일어난다. 그래서 평소 알아차림(또는 집중) 연습이 충분하지 않으면 무슨 생각을 하는지, 무슨 감정을 느끼는지 모르고 행동과 말을 하게 된다.

앎의 순서로 따지면, '일차적 마음 → 이차적 마음 → 삼차적 마음 → 사차적 마음'으로 진행이 되지만 현실은 정반대일 경우가 많다. 현실에서는 사차적 마음, 삼차적 마음, 이차적 마음 등이 일차적 마음보다 우세하기 때문에 어떤 대상을 만나면 자동적으로 생각(의도나 의지)이 정해지고 감정이 앞서는 경우가 많다.

자신의 이해할 수 없는 행동 때문에 혼란스러워 하는 사람들은 대부분 일차적인 앎은 거의 없고, 이차적인 앎은 드물게 있고, 삼차적인 앎이 주된 의식인데 바라보는 연습이 부족해 그것이 어떻게 작용하는지 잘 모르며, 현실에서 주로 사차적인 앎으로 살아가는 경우가 많다. 말이나 행동은 의도나 의지를 통해서 표출되는데 왜 그렇게 했는지 이유를 모르기 때문에 혼란스러운 것이다.

이런 혼란스러운 상황을 피하기 위해 설령 이성으로 감정을 억누른다고 하더라도 알아차림이 없으면 이미 편향된 해석이 적용되어버린 상태이기 때문에 몸의 반응이나 에너지 상태는 균형을 벗어난 감정이나 느낌으로 표출되곤 한다.

그래서 알아차림을 훈련을 통하여 편향된 생각과 감정을 객관화시켜 삼차적인 앎이나 사차적인 앎을 분리해 내는 연습이 필요하다.

다음으로 마음이 자극에 반응할 때 어떤 특징을 갖는지 알아보자.

결론부터 말하면, 마음은 자극이 강한 대상을 우선적으로 선택해서 안다. 인간은 오감과 마음 자체의 감각인 사고 기능을 포함한 여섯 가지 감각을 가지고 있다. 인간은 여섯 가지 감각 기관에서 동시에 들어오는 많은 양의 감각 정보를 받아들이고 있지만 우리는 모든 감각 정보를 동시에 다 흡수하지 못하고 제한된 정보만을 선택적으로 순차적으로 인지한다.

마음은 정보를 선택적으로 받아들인다고 했는데 마음이 선택한 대상은 인간의 육체적·정신적 활동에 중요한 정보이거나 생존에 중요도가 높은 정보이다. 그래서 마음은 대상을 조건으로 하여 일어나며, 아는 작용을 하고, 중요도가 높은 대상을 선택적으로 받아들인다고 하는 것이다.

다음으로 마음을 통제할 수 있는가에 대해서 알아보자.

통제라는 말은 주체와 객체가 나뉘어있지 않으면 성립되지 않는다. 따라서 마음을 통제한다는 것은 마음은 객체가 되어 통제가 되고 주체가 되는 어떤 것이 있어 마음을 통제해야 한다는 의미이다.

그런데 명상을 통해 마음이 일어나는 과정을 관찰해보면 마음은 대상과 함께 일어났다 대상과 함께 소멸한다는 것을 알 수 있다. 통제의 주체가 객관적 실체로서 있고 통제당하는 객체인 마음이 객관적 실체로서 존재하고 있는 것이 아니라 통제의 주체와 객체가 동시에 발생하고 소멸한다는 말이다.

이해를 돕기 위해 화나는 상태를 통제하려고 해보자.

마음대로 잘 되지 않을 것이다. 그런데 갑자기 전화벨이 울리거나, 뭔가 중요한 일을 해야 하거나, 다른 강한 대상이 감지되면 그 순간은 거짓말처럼 화가 사라진다. 즉, 대상이 바뀌면 다른 인지가 일어나면서 어떤 상태가 다른 상태로 바뀐다.

이런 마음의 속성을 충분히 이해하고 나면 마음을 통제할 수는 없지만 마음을 적절히 활용할 수는 있다는 것을 알 수 있다.

마음을 적절히 활용하기 위해 흔히 시도할 수 있는 방법은 시간과 공간을 바꾸는 것이다.

마음은 대상과 동시에 발생하고 대상과 동시에 소멸하기 때문에 자신이 원하지 않는 마음 상태에 있을 때는 환경을 바꿔서 마음이 다른 대상을 갖도록 만들면 된다. 그러면 마음은 다른 인지를 갖게 되고 자신이 원하지 않는 부정적 상황에서 벗어날 수 있다.

그러나 한 가지 간과하지 말아야 할 것은 환경을 바꾸는 방식만으로는 마음을 적절히 사용하기 어렵다는 것이다. 이는 삼차적 마음이나 사차적 마음 같은 비교적 편향이 심한 마음을 의도적으로 다스리려는 임시방편일 뿐이기 때문이다. 근본적으로 일차적 마음의 수준에 도달하기 위한 마음 훈련을 하지 않으면 모든 것을 있는 그대로 보는 눈을 가질 수 없어 마음이 항상 요동칠 것이기 때문이다.

 일차적 마음 수준에서 현상을 볼 수 있을 때 비로소 서로에게 유익한 선택이 수월해진다.

2. 마음의 편향성

 마음을 '대상을 아는 것'이라고 정의했고 네 단계로 나눠서 설명했다.
 인식할 때 일차적 앎에서 사차적 앎까지 알아차림의 수준에 따른 앎을 주로 사용한다고도 설명했다. 이것이 같은 것을 경험하고도 사람마다 전혀 다른 인식을 가지는 주된 이유이다. 우리는 이것을 의식이라고 부른다.
 의식은 마음이 경험을 해석해내는 능력이다.
 의식이 높다는 말은 경험을 해석할 때 가치 중립적으로 해석할 확률이 높다는 것이고 의식이 낮다는 것은 특정 가치를 덧붙여 있는 그대로 해석하지 못할 확률이 높다는 뜻이다. 마음이 편향되어 있다는 것은 경험을 가치 중립적으로 해석하지 못하는 상태이다.
 그럼 마음은 왜 편향성을 가지게 되었을까?
 모든 경험은 일차적 마음에서 사차적 마음까지의 모든 의식으로 해석될 가능성이 있다. 그러나 마음의 속성을 깨치지 못하면 감각 기관을 통해 받아들인 감각 정보를 과거 기억의 프리즘을 통해서 해석하게 된다. 결국 마음의 편향성을 극복하기 위해서는 '자신이 인지하는 모든 것이 있는 그대로를 보는 것이 아니라 특정 프리즘을 통해 해석된 것을 보는 것'이라는 이해가 선행되어야 한다.

마음의 편향성을 이해하기 위해 '거울의 비유'를 들어보자.
거울에 자신을 비춰보면 자신감 있어 보이고 잘생겨 보일 때도 있고 반대로 자신감 없어 보이고 못생겨 보일 때도 있다.
왜 이런 차이가 생길까? 그것은 거울이 비춰주는 나의 모습은 가치 중립적이지만 의식 수준, 즉 해석능력에 따라 다른 인식이 생기기 때문이다. 거울을 보고 자신감 있다고 느끼든, 없다고 느끼든, 잘생겼다고 느끼든, 못생겼다고 느끼든, 그것은 거울이 그렇게 비춰줬기 때문이 아니라 자신의 의식이 그렇게 해석했기 때문이다.
그러면 한 발짝 더 나아가 누군가를 만났는데 그 사람과의 만남이 불쾌했다는 느낌이 들었다고 가정해 보자.
우리는 불쾌한 이유를 찾게 되는데 많은 경우 상대가 나에게 보인 호의적이지 않은 반응 때문에 불쾌해졌다고 생각한다. 그리고 불쾌감을 준 상대를 비난할 명분이 있다고 생각한다. 그래서 상대에게 똑같은 방식 혹은 더 부정적인 방식으로 불쾌감을 주는 것이 정당하다고 합리화하기도 한다. 상대는 가해자이고 자신은 피해자가 되는 구조를 한 치의 의심도 없이 사실화시키는 것이다.

거울에 비친 내 얼굴은 거울이 마음대로 왜곡해서 보여주는 것이 아니고 우리 각자의 편향된 의식 수준에 따라 그렇게 해석하고 있다는 것을 이해한다면, 우리가 어떤 사람이나 현상을 접하든 그 경험에서 느끼는 모든 것 역시 자신의 해석이고, 그 자체로는 가치 중립적일 뿐이라는 것도 이해할 수 있을 것이다. 사람과 현상은 거울의 역할을 할 뿐이기 때문이다.

이것을 이해했다면 우리는 어떤 경험을 통해서도 오직 자신의 의식만을 경험할 뿐 의식 밖의 어떤 것도 경험하고 있지 않다는 것도 알게 된다.
　이러한 의식의 속성이 온전히 이해되면 외계무일물(外界無一物)이라는 것도 이해할 수 있다. 외계무일물은 경험되는 모든 것이 자신의 의식의 반영일 뿐 의식 밖의 어떤 것도 자신이 이해하는 방식 또는 기대하는 방식으로 존재하지 않는다는 말이다.
　이 말은 아무것도 없다는 의미가 아니다. 이는 규정할 수 없는 상태, 즉 가능태의 상태를 말하며 해석에 의해 무한히 달라질 수 있는 가변적인 상태만이 존재할 뿐 어떤 현상도 우리의 제한된 의식이 보는 방식으로 고정되어 존재하지 않는다는 뜻이다.
　이것을 아는 것이 공(空)을 아는 것이다.
　우리가 착각하는 것은 외계에 어떤 객관적 실체가 있고 자신은 그것을 경험한다고 믿는 것이다. 하지만 명상은 이와 반대로 외계에 객관적 실체는 존재하지 않으며 '모든 것은 자신의 의식 수준에 준하는 현상들이 실재하는 것 같은 경험만을 한다'는 것을 알게 해준다.

마음은 의식 수준에 따라 편향성을 띤다.
　우리가 할 일은 지금부터 마음의 편향성에서 벗어나는 연습을 하는 것이다. 마음의 편향성은 생각으로 벗어날 수 있는 것이 아니다.

현상의 일어남과 사라짐을 관찰(알아차림)해서 있는 그대로 볼 수 있을 때, 즉 보편적 앎에 이르렀을 때야 비로소 마음의 편향성에서 벗어날 수 있다.

◇ ◇ ◇

3. 마음의 편향성 극복을 위한 명상법

 마음의 편향성은 정신적 각성이라는 측면에서 장애 요소가 되지만 관념적 세상에서 현상과 사물의 동일성을 매번 확인하지 않아도 되는 편리한 기능도 가지고 있다.
 마음의 편향성이 생기는 이유 중의 하나는 환경에 적응하는 과정에서 효율을 극대화하기 위해서이다.

 예를 들어, 자주 경험하는 어떤 대상과 현상을 매번 재해석하는 것은 효율이 떨어진다. 왜냐하면 대상이나 현상의 실제는 항상 바뀌는 것임에도 불구하고 우리의 왜곡된 감각 또는 민감하지 않은 감각에서는 거의 동일하게 인지되고, 이 때문에 굳이 재해석하지 않아도 사는 데 불편함이 거의 없다고 생각하기 때문이다.
 매일 보는 사람이나 물건을 계속 재해석하는 것보다 같은 사람과 같은 대상이라고 자동적으로 연계시켜 두는 것이 편리한 것과 같은 이치다.
 그런데 이런 편리함의 이면에는 한 가지 치명적인 문제가 도사리고 있다. 특정 방식으로 대상이나 현상을 해석하도록 고착화해 두면 편리하기는 하지만 그러한 고착화가 실제 상황이 달라졌을 때는 있는 그대로를 볼 수 없게 만들기 때문에 문제가 될 수 있다.

예를 들어, 작년에 내 물건을 훔쳐간 도둑을 오늘 다시 만났다면 우리의 인식에는 작년의 기억으로 그 사람을 도둑으로 보려는 마음의 편향성이 작용할 것이다.

어떤 것이든 편견 없이 볼 때 가장 문제가 없다.

이런 마음의 편향성을 나타내는 용어에 파레이돌리아(Pareidolia, 변상증, 환각)라는 것이 있다. 파레이돌리아는 마음이 어떤 대상을 인지할 때 특정한 패턴을 추출해서 특정 대상이나 현상과 연관 지으려고 하는 심리 현상을 이른다.

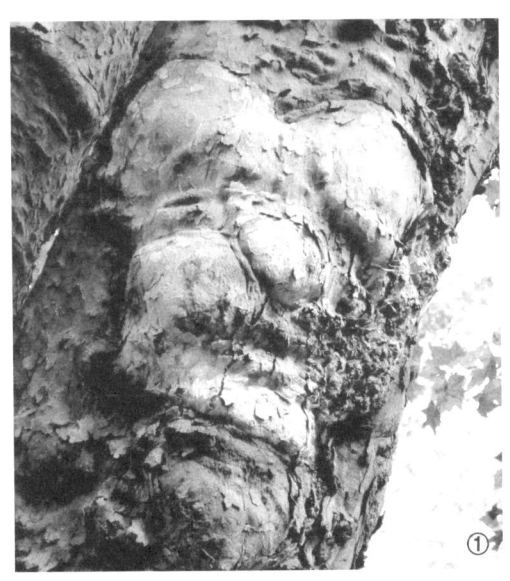

위 이미지 1을 보면 무엇이 떠오르는가?

특정 이미지가 떠오르지 않을 수도 있고 전혀 무엇인지 모를 수도 있다.

하지만 우리의 마음은 대상을 마주할 때 어떤 패턴을 추출해서 연관 지으려는 경향이 있다. 이는 이미 위에서 설명한 마음의 편향성이 주는 편리함 때문이다.

이제 아래 이미지 2를 보면서 자신이 인식한 것과 어떤 유사성이나 차이점이 있는지 비교해 보자.

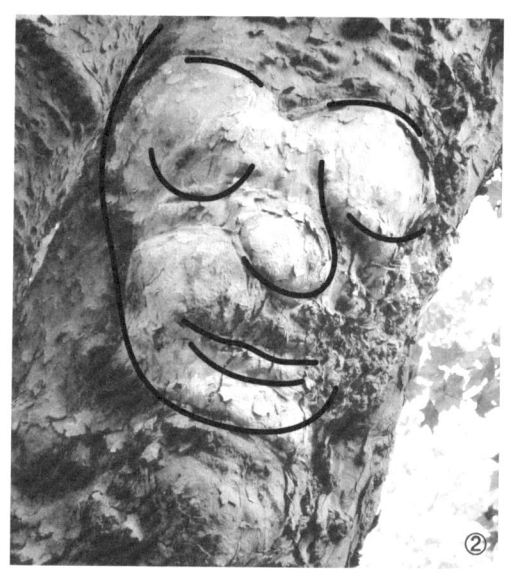

이미지 2는 일부러 의도를 가지고 사람 얼굴 모양의 패턴을 부각시킨 것이다.

이 패턴을 본 후에 다시 이미지 1로 돌아가 어떤 이미지가 보이는지 확인해 보라. 대개는 자신이 처음 인식했던 다른 이미지가 있었더라도 이미지 2로 치환하거나 특정한 이미지를 추출하지 못했더라도 사람 얼굴의 이미지를 추출할 수도 있을 것이다.

이러한 마음의 편향성이 고착화되면 우리는 있는 그대로 보지 못하고 항상 과거의 기억과 연관하여 사실을 왜곡해서 보게 된다.

이러한 마음의 편향성을 극복하기 위해서는 경험되는 모든 것은 그 자체가 절대적이거나 고정불변의 존재가 아니라는 이해가 필요하다. 대신 경험되는 모든 것은 조건을 기반으로 경험되며 조건이 달라지면 그렇게 경험되지 않는다는 것을 이해해야 한다.

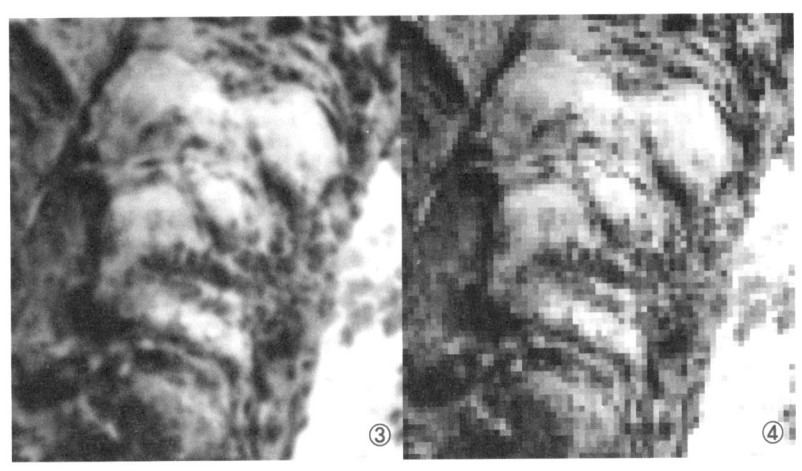

이미지 3은 초점을 흐리게 만든 것이다.

같은 대상임에도 초점이 흐려지면 무엇인지 구별하기 힘들어진다.

이미지 4는 픽셀 단위를 더 크게 확대한 것이다.

역시 같은 대상임에도 픽셀 단위가 더 커지면서 무엇인지 구별하기 힘들어진다.

이미지 1~4를 통해서 우리는 다음과 같은 것을 알 수 있다.

첫째, 우리 마음속에 파레이돌리아의 편향성이 있다.

둘째, 의도적 개입에 의해 인지는 왜곡될 수 있다.

셋째, 조건을 달리하면 같은 대상을 같은 대상으로 인지하지 못할 수 있다.

따라서 우리가 경험하는 모든 것은 특정 조건에서만 그렇게 경험되는 것이지 어떠한 것도 우리의 경험과 같은 절대 상태를 유지하고 있지 않다는 것을 알 수 있다. 고로 우리 모두는 자신만의 세계에 살고 있다. 그러므로 우리 모두는 전부 다르고 서로의 다름을 있는 그대로 인정하는 것은 배려가 아니라 필수이다.

[마음의 편향성 극복을 위한 명상법]

① 이미지 하나를 관찰 대상으로 선택한다.
② 초점을 맞춰 그 대상을 바라본다.
③ 이미지를 눈 가까이 가져와 바라본다.
④ 이미지를 멀리 두고 바라본다.
⑤ 눈을 감고 초점이 맞은 이미지 상태, 초점이 너무 가까운 이미지 상태, 초점이 너무 먼 이미지 상태를 떠올린다.
⑥ 같은 이미지의 세 상태를 비교하면서 동일성을 찾아본다.
⑦ 조건의 변화에 따라 동일 이미지도 다른 이미지로 보이는 것을 알아차림 한다.

자신이 경험하는 것은 조건을 기반으로 그렇게 인지된다는 것을 느껴본다. 다른 사람들의 경험도 위와 같음을 이해하고 그들의 경험을 존중해야 함을 이해한다.

5장
명상 수련법

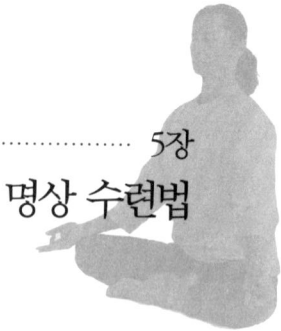

5장
명상 수련법

이 장에서는 몇 가지 명상 수련법을 제시하고 구체적인 수련 방법들을 설명하고자 한다.

'구슬이 서 말이라도 꿰어야 보배'라는 속담이 있다. 명상에 대해서 아무리 잘 이해해도 결국 체득하지 못하면 '그림의 떡'일 뿐이다.

사실 명상하는데 이론이 중요한 것은 아니다. 이론을 몰라도 실제 명상 체험을 통해 의식의 변화를 경험하고 그 열매를 몸과 마음으로 즐길 수 있으면 된다. 체험한 무식자와 체험이 없는 유식자 중 행복한 사람은 당연히 체험한 무식자일 수밖에 없다.

지금은 지식과 정보에 대한 접근성이 용이한 시대이다.

책과 인터넷을 활용하여 조금만 찾아보면 자신이 원하는 정보를 찾아내는 것이 어렵지 않다. 명상과 깨달음에 대한 지식과 정보도 예외가 아니다.

그럼에도 불구하고 명상 전문가가 드물고 명상을 통해 삶의 변화를 경험한 사람은 드물다. 오히려 인류의 전 역사를 통틀어 지금처럼 지식과 정보가 공개되어 있음에도 불구하고 명상을 통해 깨달음을 얻거나 마음의 평화를 경험한 사람이 드문 것은 온 마음을 다해 찾지 않고 설령 찾았다 할지라도 온 마음을 다해 수련하지 않았기 때문일 것이다.

이제부터라도 마음을 내어 직접 명상을 실천하고 스스로 명상의 열매를 경험해 보기를 바란다.

이론적으로 명상 방법과 대상은 무한하다.

하지만 너무 많다는 것은 선택하는데 어려움으로 작용할 수도 있다. 그만큼 선택하느라 에너지를 뺏길 확률이 높다는 말이다. 그래서 실생활에서 활용하기 좋은 방법과 대상을 위주로 수련법을 선택하여 제시하고자 한다.

1. 수식관(數息觀)

수식관은 호흡을 기반으로 숫자를 셈으로써 집중을 유도하고 마음을 안정시키는데 탁월한 명상법이다.

호흡은 한시도 쉬지 않는 몸의 작용이고 시간과 공간의 제약을 받지 않고 지속된다. 또 내 몸에서 일어나는 현상이기에 별다른 준비도 필요 없다.

모든 명상법은 그 자체로 장점이 많지만 사람의 성향에 따라 단점의 요소도 있을 수 있다.

수식관의 장점은 다양한 대상에 마음을 뺏겨 마음이 외부로 향하고 그에 따라 에너지가 낭비될 때 마음을 호흡이라는 단일 대상으로 전향하게 만들어 에너지 낭비를 줄일 수 있다는 점이다. 반대로 매 호흡 때마다 숫자를 세야 하기 때문에 호흡 자체를 알아차림 해야 함과 더불어 숫자까지 세려면 상당한 집중력이 필요하므로 에너지 소모가 많아 이것이 단점으로 작용할 수 있다.

  사람에 따라서는 호흡을 느끼는 것보다 숫자를 세는 쪽으로 에너지 소모를 많이 하다 보니 머리로 혈액이 몰려 두통이 생기거나 호흡이 짧아지는 현상을 경험하기도 한다. 이런 경우라면 숫자를 세는 것보다 호흡 자체의 느낌에 더 집중하도록 지도할 필요가 있다. 수식관의 주된 목적은 숫자 자체를 세는 것에 있는 것이 아니라 호흡에 집중해서 마음이 떠도는 것을 방지하기 위한 것이기 때문이다.

  또한 수식관은 사실 명상의 목적에서 보면 상당히 이율배반적이다. 명상은 대상을 온전히 알아야 하는데 숫자는 관념이지 실제가 아니기 때문에 과연 숫자를 세는 것이 명상의 본원적 목적에 충실한 것인지 반문이 생길 수도 있다. 따라서 숫자를 세는 것이 호흡 자체의 느낌에 집중하는데 방해가 되면 애써 숫자를 세지 않아도 된다. 대신 호흡을 숫자로나마 세지 않으면 집중이 되지 않아 마음이 다른 대상들을 전전하며 방황한다면 귀한 명상 시간을 낭비하지 않기 위해 숫자 세기를 권장한다.

  다음으로 숫자를 센다면 몇까지 어떤 식으로 세야 하는지도 사전에 인지할 필요가 있다.

  일반적으로 숫자는 일부터 십까지 세고 다시 십부터 일까지 세면서 내려오는 방식을 반복하도록 지도한다. 숫자가 복잡해질수록 관념에 에너지를 뺏길 가능성이 커지고 실제 호흡 자체를 알아차리는 주의가 약해질 수 있기 때문이다. 그래서 무한정 숫자를 높여가는 것보다 십(10) 이상을 넘지 않는 것이 좋다.

호흡할 때 공기와 피부가 접촉하는 지점을 접촉점(Contact Point)이라고 부른다.

수식관에서는 의식이 접촉점을 벗어나지 않아야 한다. 숨을 마시면 외부 공기가 접촉점을 지나서 몸 안으로 들어가고 숨을 내쉬면 접촉점을 지나 몸 밖으로 빠져나간다. 이때 의식이 공기를 따라 몸 안으로 들어가거나 몸 밖으로 나가지 않아야 한다.

가장 명확한 집중과 알아차림을 유지하기 위해서 한 지점의 분명한 감각을 지속적으로 알 필요가 있다. 그런데 접촉점을 지나 공기의 흐름과 함께 몸 안으로 의식이 이동하거나 몸 바깥으로 의식이 이동하는 경우 집중과 알아차림이 약해질 수 있다. 따라서 수식관에서는 오직 접촉점에서 느껴지는 맨 느낌을 기준으로 숫자를 세도록 한다.

또한 호흡을 할 때 의식적으로 호흡을 조절하지 않아야 한다.

호흡을 세는 수식관의 목적은 호흡을 통해서 어떤 의도적인 효과를 얻기 위한 것이 아니다. 여타의 명상법들과 수련 전통에서는 호흡을 다양하게 활용하여 치유력을 향상시키거나 다른 육체적 정신적 목적을 위해 호흡을 계발하기도 하지만 수식관 명상에서 호흡은 가장 자연스러운 상태로 두고 오직 호흡을 집중과 알아차림의 대상으로 사용한다는 것을 이해해야 한다.

수식관 이후에 제시하는 '호흡 알아차림' 명상법에서도 인위적으로 호흡을 조절하지 않는다.

1) 수식관 1단계: '마시고 내쉬며' 숫자를 셈

① 눈은 반개 또는 완전히 감은 상태로 앉은 명상 자세를 취한다. 필요에 따라 누운 명상 자세도 가능하다.

② 호흡에 의식을 집중하고 천천히 마시고 내쉬기를 반복한다.

③ 공기가 코를 드나들 때 접촉점에 집중한다. 경우에 따라서 들숨과 날숨에서 공기와 피부의 접촉점이 달라질 수 있다. 만일 다르다면 매 호흡 해당 접촉점에 집중하면 된다.

④ 숨을 마시고 내쉬면 마음속으로 '하나'라고 숫자를 세고 다시 숨을 마시고 내쉬면 마음속으로 '둘'이라고 숫자를 센다. 이런 식으로 '열'까지 센다.

⑤ 열까지 센 후 다시 숨을 마시고 내쉬면서 '아홉'이라고 숫자를 세고 다시 숨을 마시고 내쉬면 '여덟'이라고 숫자를 센다. 이런 식으로 다시 '하나'까지 세서 내려간다.

⑥ 호흡을 셀 때 '하나부터 열'을 한 세트로 여기고 다시 '열부터 하나'를 다른 한 세트로 여긴다. 이와 같이 약 15~30세트를 온전히 반복할 수 있을 때까지 연습한다.

호흡을 세는 도중 잡념이나 주의력 분산으로 인해 숫자를 잊어버리는 경우가 있다. 이런 경우는 다시 '하나부터 열' 또는 '열부터 하나'를 세도록 한다. 만일 이렇게 세트 개념으로 기억하는 것이 어렵다면 알람을 15분이나 30분 정도로 맞추고 자신이 몇 세트를 했는지 생각하지 않고 수식관을 해도 좋다. 실제 명상에서는 이 방법이 더 효율적일 것이다.

수식관 1단계를 최소 15분~30분 정도 할 수 있을 때 집중력이 더 요구되는 수련으로 전환하는 것이 좋다.

명상을 하다 보면 의지가 앞서고 성취에 대한 과거의 습관이 작용하여 진도를 빨리 나가고자 하는 마음이 생기기도 한다. 하지만 기초를 철저히 다져놓지 않으면 사상누각이 되므로 반드시 최소 15분~30분 정도 수식관을 할 수 있을 정도까지 다음 단계를 연습하지 않기를 권한다.

2) 수식관 2단계: '마시고-멈추고-내쉬고-멈추며' 숫자를 셈

수식관 2단계는 호흡을 더 세분해서 '마시고-멈추고-내쉬고-멈추고'를 알아차리면서 숫자를 세는 것이다.

위 수식관 1단계와 비교하면 한 호흡 사이클에서 '멈추고'를 두 번 더 알아차려야 한다. 숨은 마신 후 반드시 멈춘다. 그 후 내쉰 후 반드시 멈춘다. 이와 같이 '마시고-멈추고-내쉬고-멈추고'를 호흡의 한 사이클로 보고 '하나부터 열'을 한 세트로 여기고 다시 '열부터 하나'를 다른 한 세트로 여기면서 호흡을 센다.

위 수식관 1단계에서 제시한 방법과 같은 과정을 거치고 마찬가지로 약 15~30세트를 온전히 반복할 수 있을 때까지 연습한다.

호흡을 세는 도중 잡념이나 주의력 분산으로 숫자를 잊어버리면 마찬가지로 다시 '하나부터 열' 또는 '열부터 하나'를 세도록 한다. 만일 이렇게 세트 개념으로 기억하는 것이 어렵다면 알람을 15분 또는 30분 정도로 맞추고 자신이 몇 세트를 했는지 생각하지 않고 수식관을 해도 좋다.

◇◇◇

2. 네 가지 대상 알아차림 명상법

수식관을 통해 집중과 알아차림이 더욱 향상되었을 것이다.

이제는 좀 더 범위를 확대하여 존재를 구성하는 네 가지 대상을 알아차림 하는 명상법을 알아보자.

먼저 존재를 구성하는 네 가지 대상이란 무엇인가?

보통 우리가 관념적으로 생각할 때 존재라는 것은 식물이나 바위, 산, 강 같은 무정물을 이야기하는 것이 아니고 육체를 가진 의식체를 말한다. 그래서 대부분 존재라는 단어를 들으면 정신과 육체로 이루어진 유기체를 떠올린다. 하지만 모든 존재가 정신과 육체로 이루어진 것은 아니다.

인간계에 한정된 의식 수준에서 보면 모든 존재는 정신과 육체로 이루어져 있을 것이라고 생각할 수 있지만 존재의 의식 수준에 따라 구분해 보면 크게 세 가지 상태의 존재계가 있다.

첫 번째 상태의 존재계는 인간과 같이 거친 정신과 육체로 이루어진 존재계이다.

두 번째 상태의 존재계는 섬세한 정신과 섬세한 신체로 이루어진 존재계이다.

세 번째 상태의 존재계는 오직 정신으로만 이루어진 존재계이다.

이러한 존재계는 현재 인간의 의식으로는 잘 이해되지 않는 구분이지만 인간임에도 의식이 확장되고 고양되면 다른 존재계를 경험할 수도 있다. 하지만 우리는 현재 인간이고 인간이 가진 존재의 형태는 정신과 육체를 기반으로 한다. 따라서 이 장에서 설명하는 존재의 네 가지 대상은 인간이 가진 정신과 육체로 한정한다.

인간을 정의할 때 정신과 육체를 가진 존재로 정의하는데 사실 이 말은 자칫 고정된 실체, 즉 변하지 않는 정신과 육체의 자아(또는 정신만으로 된)라는 오해를 불러일으킬 수 있다.

네 가지 대상은 육체, 느낌, 마음, 현상의 보편성이라는 네 가지 대상을 이르는데 기원은 붓다가 가르친 사념처(四念處)에 있다.

생로병사의 굴레를 벗어날 수 없는 인간이라는 존재의 한계를 본 붓다는 생사를 벗어날 수 있는 불사의 법을 찾아 구도 여행을 떠난다. 다양한 명상과 고행 같은 수행법들을 통해 높은 수준의 의식을 경험하지만 끝내 생사의 문제를 해결할 수 없었던 붓다는 기존의 수행법들을 통해서는 생사를 벗어날 수 없다는 결론에 달한다. 그래서 자신만의 방법을 시도하게 되고 마침내 생사를 벗어날 수 있는 방법을 발견하였는데 그 수행법의 핵심이 존재를 해체해서 보는 법이었다.

현대인들이 꼭 붓다처럼 생사의 문제를 해결하기 위해 명상하지는 않더라도 붓다가 제시한 존재를 해체해서 보는 명상법은 인간의 보편적 문제와 현실의 문제들을 해결하고 정신적·육체적 행복을 증진하는데 탁월하므로 꼭 배워보기를 권한다.

이 책의 '네 가지 대상 알아차림 명상'에서는 큰 틀에서 붓다가 제시하고 가르친 방법들을 차용하되 현대인의 육체적·정신적 환경을 고려하여 조금 더 우리 현실에 적용하기 수월한 방식들을 제시하려 한다.

네 가지 대상 알아차림 명상을 수행하기 위해서는 '존재를 해체해서 본다'는 의미를 필수적으로 이해할 필요가 있다.

앞에서 인간을 정신과 육체를 가진 유기체라고 했는데 많은 사람들이 육체는 제한적이고 한계를 가지고 있지만 정신은 무한하고 영원하다는 믿음이나 기대를 가지고 있다. 그래서 정신을 다른 말로 영, 혼, 영혼, 자아, 본질, 참나, 진아 등으로 표현하면서 육신은 죽어도 영혼이나 자아는 영생한다고 표현하기도 한다. 그런데 이런 표현을 아무 의심 없이 사용하고 있지만 인간이 보여주는 정신적·육체적 반응은 우리의 믿음이나 표현과는 반대되는 모순을 보여준다.

먼저 육체적인 것들에 대한 모순을 보자.
육신은 유한하고 소멸된다는 것을 알고 있지만 늙음과 죽음을 자연스럽고 편안하게 받아들이는 사람이 얼마나 되는가?
늙어 보이지 않으려고 발버둥 치지 않는가?
자신의 죽음이 자연스럽다고 기꺼이 받아들이는가?
주변에 가까운 사람이 죽었을 때 그 죽음에 대해서 초연한가?
또 외모에 대한 특정 지향은 얼마나 강한가?
살이 조금 찌기라도 하면 얼마나 호들갑을 떠는가?
성형과 외모를 가꾸는 산업이 호황을 누리며 생명 연장에 대한 인간의 관심은 거의 광적인 집착을 보인다. 끊임없이 육체를 자신의 관념적 기대치만큼 유지하려고 애쓰는 모습도 보인다.

만일 육신이 유한하고 소멸할 수밖에 없다는 것을 진정으로 받아들일 수 있다면 위에 열거한 행동들을 보이지 않을 것이다.

다음으로 정신적인 것들에 대한 모순을 보자.

많은 종교에서 영생을 이야기한다. 심지어 어떤 종교는 육체와 정신의 영생을 이야기하기도 한다.

지금은 세계 4대 종교 중의 하나이며 우리나라에도 많은 신도를 가진 어떤 종교가 있는데 이 종교의 초기 교리는 육체와 정신(영혼)의 영생이 정통 교리였고 정신만 영생한다는 교리는 이단으로 취급받았던 시기도 있었다.

어찌 되었든 많은 종교들이 영생을 이야기하는 것은 아래 두 가지 주된 원인에 있다고 해석할 수 있을 것이다.

첫째, 사람은 죽음에 대한 두려움이 있다.

둘째, 사람은 영생을 꿈꾼다.

사람이 두려움을 느끼는 근본 원인은 아주 단순하다. 몰라서 통제할 수 없기 때문이다. 미리 알고 통제할 수 있으면 두려움을 느끼지 않을 것이다.

같은 길을 걸어가는데 낮에는 두려움을 느끼지 않다가 어둠이 깔리면 두려움을 느끼는 사람들이 많다.

왜일까?

자신이 통제하지 못하는 어떤 것들에 의해서 자신이 무방비 상태가 되거나 적절한 대응을 할 수 없다는 가상의 두려움이 작용하기 때문이지 않을까?

하지만 그 길에 불을 환하게 밝혀두면 어떨까?

주변이 감각적으로 더 확실하게 인지되고 통제 범위에 들어오는 것 같은 인식이 생기면서 두려움은 확연히 줄어들거나 없어진다.

결국 인간이 두려움을 느끼는 이유는 '통제할 수 없는 상황'인 것이다.

어둠이나 밤 자체에 대한 두려움이 아니라 '통제할 수 없음'을 두려워하는 것이다. 하지만 이것은 인간이 지닌 가장 큰 착각 중 하나인데 세상에는 인간이 통제할 수 있는 것보다 통제할 수 없는 것이 훨씬 많기 때문이다.

자만심이 많은 인간은 무엇인가(아니면 전체를) 통제할 수 있다고 생각하지만 일견 통제할 수 있거나 통제하고 있다고 생각되는 것마저도 실제로는 아주 제한적으로만 그러할 뿐이다. 우리는 자신의 몸에서부터 생각, 감정, 더 나아가 자신을 둘러싼 관계, 환경, 자연에 대해서 아주 한시적인 통제력만을 가지고 있을 뿐 근본적인 통제력을 하나도 가지고 있지 않다.

그렇다면 인간은 통제할 수 없기 때문에 두려움을 느끼며 살 수 밖에 없는 존재인가?

그렇지는 않다. 문제를 바라보는 관점이 바뀌면 통제할 필요가 없다는 것을 알게 되고 더 이상 통제할 필요가 없으면 두려움을 느낄 필요도 없다. 이 단순한 사고의 전환이 안 되기 때문에 인간은 끊임없이 통제하려 하고 통제할 수 없음에서 오는 근원적인 두려움 속에 살게 된다.

'문제를 바라보는 관점이 바뀌어야 한다'고 했다.

그럼 어떻게 해야 문제를 바라보는 관점이 바뀔까?

바로 앞에서 언급한 '영생'에 대한 이해가 바뀌면 된다.

앞에서 존재를 정의하면서 인간은 육체는 소멸해도 정신은 영원하다는 믿음을 가지고 산다고 했다. 대부분의 사람들이 육체에 대한 애착을 갖지만 육체와 정신 중 반드시 하나만 선택해야 한다면 육체를 포기할 것이다. 왜냐하면 자신의 정체성을 육체에 동일시하는 사람보다는 정신에 동일시 하는 사람이 많기 때문이다.

육신이 영원히 유지되지 않는다는 것은 역사적으로든 개인적인 경험을 통해서든 부정할 수 없다는 것을 모르는 사람은 없을 것이다. 그러나 대다수의 많은 사람들은 영혼이나 자아라고 하는 어떤 가상의 정체성은 영원히 유지되어야 한다는 기대와 믿음을 가지고 있다고 생각한다. 이러한 열망은 정체성에 대한 오해에서 생겨난 것이다.

심지어 명상 수행자들 중에서도 자신의 정체성, 엄밀히 말하면 '자신이 규정해 둔 정체성'을 영속시키고 싶어 하는 경우를 종종 본다. 왜냐하면 자신이 규정해 둔 정체성이 사라진다고 하면 영혼이나 자아라는 개념도 사라지는 것이고 결국 자신이 사라지는 것이기 때문이다.

어떤 상황에서도 '나'라고 믿는 이것을 영속시키고자 하는 열망은 자아라는 가상의 개념을 제대로 이해하지 못하는 존재 일반이 가진 가장 큰 착각에 기반한 것이다. 나중에 자세히 설명하겠지만 '자신이 규정해 둔 나'는 한 번도 그렇게 존재한 적이 없었고, 지금도 그렇게 존재하지 않고, 앞으로도 그렇게 존재할 수 없다.

혹자는 자아나 영혼을 '자신이 규정해 둔 정체성'이 아니라 보편성을 띤 개별 자아 또는 영혼으로 본다고 말하기도 한다. 그리고 그런 의미에서의 자아나 영혼은 존재한다고 믿는다. 그러나 이러한 주장도 끝까지 고정된 동일한 속성을 유지하는 '나'는 있을 것이라는 믿음과 기대에 근거한 것으로 볼 수 있다.

또 어떤 이들은 자신이 매 순간 변하는 존재라는 것은 알기 때문에 '모든 것이 나'라고 말한다. 그런데 이 말에도 근본적인 오류가 숨어 있다. 만일 동일 속성이 유지되지 않고 시간과 공간의 변화에 따라 다른 속성으로 발현된다면 그것을 과연 '나'라고 부를 수 있을까?

나도 너고, 너도 나라는 말과 같지 않은가?

모든 것을 '나'라고 볼 수 있는 의식의 소유자가 '나'를 고집할 이유가 있을까?

모든 것을 '나'라고 볼 수 있다는 말은 이미 고정된 정체성으로서의 '나'는 가능하지 않다는 것을 안 것이다.

이 정도를 알았다면 무아(無我)를 깨달은 것이다. 결국 이런 말을 하는 이들의 본심은 겉으로는 변화가 진리이고 고정된 동일 정체성으로서의 '나'는 존재할 수 없다는 것을 아는 것처럼 보이지만, 여전히 그것을 머리로 아는 것일 뿐 진짜 아는 것이 아니다.

'네 가지 대상 알아차림' 명상법의 핵심은 존재와 현상을 해체해서 보게 하는 것이라고 했다. 해체를 통해 동일 속성의 자아나 고갱이가 있을 것이라는 검증되지 않은 믿음이 착각이었다는 것을 스스로 깨닫는 것이다.

존재를 고정된 어떤 것—그것이 육체든 정신이든—으로 보는 착각이 남아 있는 한 인간은 끊임없이 영속을 방해하는 것과 영속하고자 하는 열망 사이의 투쟁을 멈출 수 없다. 그리고 절대 그 싸움에서 이길 수도 없다. 그래서 '네 가지 대상 알아차림' 명상법을 통해서 그 싸움에서 이길 수 있는 방법을 제시하려고 한다.

 우리가 관념적으로 규정하거나 착각한 '고정된 정체성으로서의 나'를 해체해서 보면, '존재는 육체와 정신이 특정한 조건들을 기반으로 형태와 기능을 유지할 때만 가능한 개념'이라는 것을 알게 된다. 이것을 깨닫게 되면 더 이상 영속하고자 하는 열망이 타당하지도, 가능하지도 않다는 것을 알게 된다.
 따라서 영속하기 위한 노력도 필요하지 않고 자신이 규정해 놓은 정체성을 지키기 위해 아등바등할 필요도 느끼지 못한다. 단지 매 순간 새로운 정체성으로서 발현될 뿐임을 알아 어떠한 상태의 정체성에도 머물 수 없음을 경험하고 살 뿐이다.

 이러한 이해의 수준에서는 정체성에 대한 오해와 집착은 불가능하며 우리가 존재라거나 자아라거나 현상이라고 경험하는 모든 것들은 오직 원인과 결과의 흐름으로써 매 순간 다른 상태로 현현되고 변화되는 것임을 알기에 모든 고정된 개념의 정체성을 떠날 수 있는 것이다.
 알아차림을 통해 어떠한 경험(인식)도 그냥 발생하는 것이 아니고 모두 조건을 기반으로 해서 일어나고 사라질 뿐이어서 모든 것은 절대적인 특성을 지니고 있는 것이 아니라 조건적인 특성을 지니고 있을 뿐임을 이해하게 된다.
 만일 어떤 사람이 트라우마로 인해 정신적 고통을 느낀다고 할지라도 그러한 정신적 고통도 조건을 기반으로 발생했다가 조건이 달라지면 소멸한다는 것을 철저히 이해하면 더 이상 정신적인 괴로움을 겪지 않게 된다.

정신적인 것이든 육체적인 것이든 고정된 실체가 존재한다는 믿음이 남아 있는 한 우리는 문제를 완전히 극복하기 어렵다. 하지만 모든 것이 서로 조건이 되어 특정 기능과 형태를 유지하다가 조건이 바뀌면 그러한 기능과 형태가 더 이상 유지되지 않고 다른 경험(인식)으로 바뀔 뿐이라는 것을 알면 우리는 삶과 투쟁하지 않게 되며 삶을 억지로 유지하기 위해 애쓰지 않고 자연스러운 삶을 살아갈 수 있게 된다.

'네 가지 대상 알아차림'에는 몸에 대한 알아차림, 느낌에 대한 알아차림, 마음에 대한 알아차림, 현상의 보편성에 대한 알아차림 등 네 가지 대상이 있다.

이러한 대상들을 열거한 순서는 조금 더 거친 알아차림의 대상으로부터 좀 더 섬세한 알아차림의 대상으로 배열한 것이다. 하지만 반드시 이 순서가 맞는 것도 아니다. 몸에 대한 알아차림이 마음에 대한 알아차림보다 더 어려운 사람도 있을 수 있기 때문이다.

인간은 오랜 세월 육체를 기반으로 활동해왔고 육체는 구체적인 인지가 가능하지만 정신은 구체적인 인지가 쉽지 않다고 느낀다. 육체가 작용할 때 정신이 매 순간 개입되고 있다는 것을 경험적으로는 알지만 육체를 아는 것에 비해 정신을 아는 수준은 초보적인 경우가 많다.

이런 영향으로 대부분의 인간은 오감을 통해 인지되는 감각 대상에 더 수월하게 알아차림(또는 집중) 할 수 있다. 그러한 이유로 먼저 몸에 대한 알아차림을 연습하도록 순서를 정한다.

하지만 개인의 성향에 따라 느낌, 마음, 현상의 보편성에 대한 알아차림이 수월한 사람은 몸에 대한 알아차림을 생략하고 바로 다른 대상을 알아차림 해도 좋다.

◇◇◇

3. 몸에 대한 알아차림

  네 가지 대상 알아차림의 첫 번째 대상인 몸에 대한 알아차림은 몸과 몸의 기능, 더 나아가 몸에서 파생된 자세나 움직임, 몸의 상태 변화를 알아차림 하도록 이끌 것이다.
  이러한 몸에 대한 알아차림이 잘못된 자기 동일시를 멈추게 하고 자아에 대한 환상을 내려놓는 방법을 스스로의 지혜로 검증해 볼 수 있도록 안내할 것이다.

  몸에 대한 알아차림은 여섯 개의 명상법으로 구성되어 있다.
  여섯 개의 명상법은 호흡 알아차림, 네 가지 자세 알아차림, 분명하게 알아차림, 신체 부분 알아차림, 네 가지 요소 알아차림, 시체의 상태 변화 알아차림으로 구성된다.
  인간이 가진 동일시에 대한 착각 중 비교적 강하게 착각을 불러일으키게 만드는 것이 바로 몸이다. 알아차림을 통해 몸의 속성을 꿰뚫어 알지 않으면 끊임없이 몸과 자아를 동일시한다. 몸에 대한 알아차림을 통해 왜 몸과 자아 또는 자신을 동일시할 수 없는지 스스로 밝혀보자.

1) 호흡 알아차림

수식관을 통해 일정 수준의 집중과 알아차림이 향상되었을 것이다. 이제부터는 호흡 자체를 온전히 알아차리는 명상법을 시행할 것이다.

'호흡'이라는 단어를 들으면 사람마다 그려지는 호흡에 대한 이미지가 있을 것이다. 대동소이하게 그냥 '숨이 들어왔다 나가는 것'이라고 생각할 수 있지만, 사실 호흡은 매 순간 다양한 조건들과의 반응에 의해서 다채롭고 변화무쌍하다.

호흡을 포함한 삶의 모든 것들은 매 순간 다양한 조건들과의 관계에서 끊임없이 변화하고 있다. 호흡은 우리의 의지와 상관없이 조건들과의 관계 속에서 매 순간 양태와 질이 달라진다. 더 나아가 호흡이 조건에 따라 변화한다는 것을 이해하면 다른 현상들도 조건에 따라 변한다는 것을 이해하게 될 것이다.

호흡 알아차림은 2단계의 과정을 거칠 것이다.

1단계에서는 호흡의 길이, 속도, 넓이, 온도, 습도와 같은 양태에 이름을 붙여 알아차림 연습을 할 것이다.

2단계에서는 호흡의 길이, 속도, 넓이, 온도, 습도와 같은 양태에 이름을 붙이지 않고 맨 느낌 그 자체를 알아차림 할 것이다.

여태까지 호흡의 양태를 관찰해보지 않아서 막연하게 비슷할 것이라고 생각했던 호흡이 사실은 다양한 길이, 속도, 넓이, 온도, 습도를 가지고 있으며 이러한 사실을 명확하게 인지하고 집중력을 기르기 위해 이름을 붙여볼 것이다. 수식관과 마찬가지로 이름을 붙이는 것도 관념이고 실제가 아니기 때문에 이름을 붙이지 않는 것이 더 수월할 수 있다.

만일 그렇다면 1단계를 건너뛰고 2단계의 수련법을 연습해도 좋다. 하지만 기초 단계가 온전히 익숙해지지 않으면 사실 상위 단계의 수련은 결코 쉽지 않다.

대상에 숫자나 이름을 붙이는 것이 명상적 관점에서 보면 사족이지만 냉정하게 말하면 우리의 마음이 아직 사족이 필요할 정도로 산만하고 정화되어 있지 않다는 자기 반성과 현실 인식도 필요하다.

호흡 알아차림 명상을 위해서 아래 제시된 다섯 개의 호흡 양태 즉 길이, 속도, 넓이, 온도, 습도를 모두 다 알아차려야 하는 것은 아니다. 어떤 하나의 양태를 집중적으로 알아차림 해도 좋고 필요하다면 한 번은 속도를, 다른 한 번은 온도를 알아차림 하는 방법을 사용할 수도 있다.

자신의 성향을 보고 섬세한 수준에서 반복이 많이 필요하다고 느끼면 조금 더디겠지만 각 양태들을 시간을 두고 알아차림 하는 연습을 해도 좋다. 또는 하나의 양태를 온전히 알아차림 함으로써 호흡의 성질을 충분히 꿰뚫어 알 수 있다면 특정 양태만을 알아차림 해도 좋다.

[구체적 명상 수행 방법]

호흡 길이를 알아차림

① 눈은 반개 또는 완전히 감은 상태로 앉은 명상 자세를 취한다. 필요에 따라 누운 명상 자세도 가능하다.
② 호흡에 의식을 집중하고 천천히 마시고 내쉬기를 반복한다.
③ 공기가 코를 드나들 때 접촉점에 집중한다. 경우에 따라서 들숨과 날숨에서 접촉점이 다를 수 있다. 만일 다르다면 매 호흡마다 해당 접촉

점에 집중하면 된다.

④ 숨을 마실 때 호흡 길이를 알아차리고 내쉬면서 호흡 길이를 알아차린다. 길고 짧다는 것의 기준은 자신의 임의 기준을 따른다.

　호흡이 길면 '김'이라고 이름을 붙이고, 호흡이 짧으면 '짧음'이라고 이름을 붙인다(호흡 알아차림 1단계).
　호흡이 길면 길다고 알아차리고, 호흡이 짧으면 짧다고 알아차린다(호흡 알아차림 2단계).
　마시는 호흡과 내쉬는 호흡에 모두 동일한 방식을 적용한다.
　호흡 길이를 알아차리면서 잡념이 생기거나 주의가 분산되어 호흡 길이가 명확히 알아차려지지 않으면 다시 수식관을 통해 주의력을 회복한 후 호흡 길이를 알아차려 본다.
　약 15분~30분 동안 온전히 호흡 길이를 알아차릴 수 있을 때까지 연습한다. 온전히 호흡 길이를 알아차릴 수 있도록 미리 알람을 15분~30분 정도로 맞추고 자신은 온전히 호흡에 의식을 집중하도록 한다.
　호흡 길이 알아차림을 최소 15분~30분 정도 할 수 있을 때 더 집중력이 요구되는 수련으로 이행하는 것이 좋다. 호흡 길이 알아차림 명상 방법을 토대로 나머지 대상인 호흡 속도 알아차림, 호흡 넓이 알아차림, 호흡 온도 알아차림, 호흡 습도 알아차림도 동일한 방식을 따른다.
　호흡을 알아차림으로써 무엇을 알 수 있는가?
　의지를 가지고 호흡을 통제할 수 있다는 생각이 드는가?
　호흡은 여러 조건이 만나서 특정한 양태로 들어오고 나갈 뿐 의지로 조절되지 않는다는 것을 느끼는가?

호흡을 주관하는 어떤 주재자가 있다는 생각이 드는가?

혹시라도 어떤 형태든 주재자가 있다는 생각이 남아 있다면 호흡은 자신이 생각하는 주재자와 상관없이 철저히 조건을 기반으로 들고 날 뿐임을 검증해 보길 바란다. 호흡 알아차림을 통해서 호흡은 주재하거나 통제할 수 없고 그저 끊임없이 조건들의 만남을 통해 호흡이 결정되고 있음을 알게 될 것이다.

호흡이라는 일련의 과정에서 자신이 생각하는 주재자나 자아를 배제하더라도 호흡은 지속되지 않는가?

이 질문에 대한 답을 알아차림을 통해 스스로 검증해 보기 바란다.

2) 네 가지 자세 알아차림

일상에서 우리가 취하는 주된 자세는 서고, 앉고, 눕는 것이다.

움직일 때의 자세도 있는데 이는 걷는 자세로 분류한다.

그래서 우리가 일상에서 주로 취하는 네 가지 자세를 '서고, 앉고, 눕고, 걷고'의 네 가지로 한정하고 이 자세들을 알아차림 하는 명상법을 수련해 보자.

명상의 핵심 요소 중의 하나는 '있는 그대로 보는 것'이다. 모든 것을 있는 그대로 보기 위해서는 감각적으로 인지하기 수월한 대상들을 통해서 연습을 충분히 하는 것이 좋다. 그리고 나서 좀 더 섬세한 대상들을 알아차림 하는 연습을 통해서 모든 현상들의 일어남과 사라짐을 분명히 알아가면 된다.

사람들을 만나다 보면 자세나 표정, 몸짓, 호흡을 통해서 자신의 심리 상태를 표출하고 있다는 것을 알 수 있다. 물론 각자 자신의 이해수준만큼 해석하겠지만 어떻게 해석하든 자세, 표정, 몸짓, 호흡 같은 신체 반응은 마음을 반영한다. 그래서 신체적인 반응들을 잘 관찰해 보면 마음 상태를 알 수 있게 된다.

네 가지 자세 알아차림을 통해서 비교적 분명한 몸의 움직임을 알아차림 함으로써 마음이 지금 여기에 머물도록 하고 자신의 마음 상태에 대한 이해를 높여갈 수 있게 한다.

네 가지 자세 알아차림은 특별히 명상을 하기 위한 장소와 시간을 정하지 않아도 일상에서 자신의 상태를 알아차림 해 볼 수 있는 명상법이다. 몸이 표현하는 거친 수준의 자세와 동작을 통해 현상의 변화를 알아차림 하면서 느낌, 마음, 보편적 현상과 같은 더 섬세한 대상에 대해서도 알아차림 할 수 있을 정도로 알아차림의 수준이 향상될 것이다.

거친 대상에 대한 알아차림이 선행되지 않고는 더 섬세한 대상에 대한 알아차림은 쉽지 않을 것이다. 하지만 거친 대상으로 알아차림 하든 더 섬세한 대상을 통해 알아차림 하든 알아차림의 수준이 향상되면 모든 형성된 것들은 변화되고 동일 속성이 유지되지 않는다는 현상의 보편성을 꿰뚫어 알게 될 것이다.

알아차림을 통해 현상의 보편성을 꿰뚫어 보면 고정된 자아나 주재자에 대한 관념적 환상을 내려놓게 된다. 그런데 일정 수준의 알아차림을 통해 현상의 보편성이 이해되었다고 해도 변화를 거부하고 동일 상태를 유지하고자 하는 기대와 열망이 있을 수 있다. 하지만 그런 경우에도 현상의 보편성을 있는 그대로 인정하지 않으면 그 자체가 괴로움을 만들어낸다는 지혜를 습득한다는 점에서 알아차림은 여전히 유익하다고 할 수 있다.

[구체적 명상 수행 방법]
① 일상의 자세를 관찰하여 서 있으면 서 있다고 알아차린다.
② 일상의 자세를 관찰하여 앉아있으면 앉아있다고 알아차린다.
③ 일상의 자세를 관찰하여 누워 있으면 누워 있다고 알아차린다.
④ 일상의 자세를 관찰하여 걷고 있으면 걷고 있다고 알아차린다.
⑤ 어떤 자세를 취하든 그 자세대로 알아차린다.
⑥ 어떠한 자세를 알아차림 할 때 이전 자세는 사라졌음을 알아차린다.
⑦ 어떠한 자세에서 다른 자세로 바꿀 때 반드시 어떤 조건에 의해서 자세를 바꾸는 것을 알아차린다.

3) 분명하게 알아차림

'분명하게 알아차림'에서는 우리가 일상에서 취하는 모든 자세와 행동을 좀 더 섬세한 수준에서 알아차리는 연습을 해볼 것이다.

우리는 자세와 행동을 알아차리지 못한 채 일상을 보내는 경우가 많다.

예를 들어, 대화 중에 계속해서 다리를 떤다든지, 한숨을 쉰다든지, 특정한 몸짓을 반복한다든지, 상대의 눈을 바라보기 어려워 시선을 다른 곳에 둔다든지 하는 등이다. 이 모든 몸짓과 자세들은 그냥 발생하는 것이 아니라 심리적인 상태가 몸을 통해 의식적 혹은 무의식적으로 표현되는 것들이다. 따라서 일상의 모든 행동들을 좀 더 섬세한 수준에서 알아차림 해보면 우리의 의식적·무의식적 행동들은 모두 특정 조건(원인)을 기반으로 일어나고 사라진다는 통찰을 얻을 수 있다.

어떤 것도 원인이 없이 발생하지 않는다. 우리는 어떤 행동과 결정에 대해 '왜 그런 결정을 하는가?'라는 질문을 받을 때 '그냥'이라는 식의 답을 자주 한다. 하지만 모든 행동에는 원인이 없을 수 없다.

 모든 행동에는 반드시 그 행동을 촉발한 기저 원인이 있는데 단지 우리의 알아차림이 약해서 모르거나 회피하고 싶어서 그 원인을 알아차리지 않을 뿐이다. '분명하게 알아차림' 명상을 통해 모든 것은 원인(조건)을 기반으로 일어나고 사라진다는 현상의 보편성을 이해해 보자.

[구체적 명상 수행 방법]
① 어디를 향해 갈 때나 올 때 그 과정을 온전히 알아차린다.
② 무언가를 볼 때도 그 과정을 온전히 알아차린다.
③ 몸을 구부리고 펼 때도 그 과정을 온전히 알아차린다.
④ 신체 부위를 움직일 때도 그 과정을 온전히 알아차린다.
⑤ 무엇인가를 들어 올리고 내려놓을 때도 그 과정을 온전히 알아차린다.
⑥ 음식을 먹고 마시고 씹고 맛볼 때도 그 과정을 온전히 알아차린다.
⑦ 대소변을 볼 때도 그 과정을 온전히 알아차린다.
⑧ 서고 앉고 눕고 걸으면서도 그 과정을 온전히 알아차린다.
⑨ 잠들고 깰 때도 그 과정을 온전히 알아차린다.
⑩ 말을 할 때나 하지 않을 때도 그 과정을 온전히 알아차린다.

4) 신체 부분에 대한 알아차림

 '신체 부분에 대한 알아차림'은 사람이 자아를 규정할 때 강한 동일시의 대상 중의 하나를 몸으로 보기 때문에 몸을 더 작은 요소들의 집합으로 해체해 봄으로써 몸에 대한 자기 동일시를 벗어나도록 안내하고 몸이 우리가 생각하듯 애착을 가질만한 것이 되지 않음을 스스로 검증해 보도록 이끄는 명상법이다.

'신체 부분에 대한 알아차림'의 기원은 붓다가 가르쳤던 '몸의 32부분에 대한 혐오'인데 이 명상법의 핵심은 두 가지다.

첫째, 몸은 32부분으로 대별되는 여러 신체 부위들의 조합으로 이루어져 있어서 고정된 주체로서의 자아가 존재하지 않으므로 몸을 자아와 동일시할 수 없다는 점과, 몸을 움직이는 주체로서의 자아를 설정할 수 없음을 스스로 검증하도록 안내한다.

우리는 몸이 아프거나 몸의 어떤 부분이 병이나 사고로 인해 달라질 경우 크게 상심하곤 한다. 이는 자신이 동일시해 놓은 자아가 상처를 받거나 변경될지도 모른다는 두려움 때문에 위기감이 생기기 때문이다.

심한 경우 몸의 기능이 다하면 우리는 그것을 자아의 소멸로 착각하여 극단적인 불안과 두려움을 보이며 저항하기도 한다. 이 모든 부자연스러운 반응의 토대는 바로 몸과 몸의 기능을 자아로 잘못 동일시하기 때문이다. 하지만 몸을 자아와 동일시하지 않으면 위와 같은 두려움과 저항은 자연스럽게 사라질 것이다.

둘째, 몸은 우리가 생각하듯 애착을 가질 만큼 깨끗하거나 탐스럽지 않다는 것을 일깨워준다.

우리는 몸속을 잘 모른다.

실제 몸속의 신체 부위들의 모양과 내용물 그리고 작용을 볼 수 있다면 혐오를 일으킬 만큼 역겹기 때문에 우리가 몸에 대해서 가지는 애착은 금세 옅어지고 없어질 것이다. 위 속의 음식물은 시큼한 산과 섞여 부글거리고 토

해낸 내용물처럼 역겨운 냄새와 형태를 띠고 대변과 소변 역시 어느 누구도 가까이하고 싶지 않을 만큼 역겹기 때문이다.

피부와 살갗 역시 잘 씻어 먼지와 땀을 제거하고 향수와 화장품을 발라 뒀을 때만 애착을 가질 수 있을 뿐이다. 씻지 않고 먼지와 땀으로 범벅되어 냄새가 나고 끈적거린다면 어느 누구도 애착을 가질 수 없다.

애착을 갖는 머리카락도 잘 감고 치장을 했을 때만 만지고 싶고 기분 좋게 만들 뿐 머리를 며칠만 감지 않으면 역겨울 만큼 냄새가 나서 싫어하게 된다. 또한 아무리 아름다운 머리카락일지라도 머리에 붙어있을 때만 아름답다고 느낄 뿐이지, 내가 먹는 밥과 국에 그 머리카락이 들어가 있다면 대부분 역겨움을 느끼고 그 음식을 먹지 못하거나 먹고 싶어 하지 않는다.

만일 머리카락의 본성이 우리의 관념처럼 아름답고 애착을 가질 만한 성질이라면 어떤 상태일지라도 우리는 항상 애착을 가질 것이다. 하지만 우리 스스로의 경험을 통해 느끼듯 머리카락을 포함한 신체의 모든 부분들은 우리의 관념에 가려져 있을 때만 애착을 가질 수 있을 뿐 관념의 장막을 벗겨내면 단 한 순간도 애착을 가질 수 없을 것이다.

사람이 몸에 대한 애착을 갖는 이유는 이러한 보이지 않는 부분을 생각하지 못하고, 관리하지 않은 자연 상태의 성질을 고려하지 못하고, 단지 동일시의 대상을 보이는 관념적인 몸으로 설정하고 몸의 형상과 기능을 자아라고 착각하며 살아왔기 때문이다.

신체에 대한 알아차림은 붓다가 가르쳤던 '몸의 32부분에 대한 혐오 명상' 방식을 따르지 않고 내가 수련해 본 방식 중 좀 더 수월하다고 생각되는 방식을 제시한다. 구체적인 방법은 아래와 같이 몸을 크게 세 부분으로 구분하여 신체를 해체해서 보는 것이다.

첫 번째 부분: 외형적으로 보여지는 신체 부분을 신체 표면 구성 요소로써 알아차린다.
두 번째 부분: 외형적으로 보이지 않는 뼈를 신체 중간 구성 요소로써 알아차린다.
세 번째 부분: 외형적으로 보이지 않는 부드러운 조직과 장기들을 신체 심부 구성 요소로써 알아차린다.

첫 번째 부분인 신체 표면 구성 요소는 아래와 같다.
머리카락, 몸의 털, 피부, 손발톱, 눈, 귀, 코, 혀, 성기관

두 번째 부분인 신체 중간 구성 요소는 아래와 같다.
두개골, 경추, 쇄골, 견갑골, 가슴뼈, 갈비뼈, 위팔뼈, 아래팔뼈, 손뼈, 손가락뼈, 흉추, 요추, 골반, 대퇴골, 슬개골, 경골, 비골, 발뼈, 발가락뼈

세 번째 부분인 신체 심부 구성 요소는 아래와 같다.
뇌, 심장, 폐, 간, 쓸개, 위, 비장, 소장, 대장, 방광, 신장, 혈관, 림프, 샘(Gland), 체액, 침, 위 속의 음식물, 대변, 소변, 고름, 종양, 지방, 근육

[구체적 명상 수행 방법]
이해의 편의를 위해 표면 구성 요소를 A, 중간 구성 요소를 B, 심부 구성 요소를 C로 표시한다.

① 표면 구성 요소를 앞에서 뒤로 암송한다. A → 방향으로 암송

② 표면 구성 요소를 뒤에서 앞으로 암송한다. A ← 방향으로 암송

③ 표면 구성 요소를 앞에서 뒤로 암송하고 이어 중간 구성 요소를 앞에서 뒤로 암송한다. A → B →

④ 중간 구성 요소를 뒤에서 앞으로 암송하고 이어 표면 구성 요소를 뒤에서 앞으로 암송한다. B ← A ←

⑤ 표면 구성 요소를 앞에서 뒤로 암송하고 이어 중간 구성 요소를 앞에서 뒤로 암송하고 마지막으로 심부 구성 요소를 앞에서 뒤로 암송한다. A → B → C →

⑥ 심부 구성 요소를 뒤에서 앞으로 암송하고 이어 중간 구성 요소를 뒤에서 앞으로 암송하고 마지막으로 표면 구성 요소를 뒤에서 앞으로 암송한다. C ← B ← A

[실제 명상 수행 방법]

① 머리카락 → 몸의 털 → 피부 → 손발톱 → 눈 → 귀 → 코 → 혀 → 성기관

② 성기관 → 코 → 귀 → 눈 → 손발톱 → 피부 → 몸의 털 → 머리카락

③ 머리카락 → 몸의 털 → 피부 → 손발톱 → 눈 → 귀 → 코 → 혀 → 성기관 → 두개골 → 경추 → 쇄골 → 견갑골 → 가슴뼈 → 갈비뼈 → 위팔뼈 → 아래팔뼈 → 손뼈 → 손가락뼈 → 흉추 → 요추 → 골반 → 대퇴골 → 슬개골 → 경골 → 비골 → 발뼈 → 발가락뼈

④ 발가락뼈 → 발뼈 → 비골 → 경골 → 슬개골 → 대퇴골 → 골반 → 요추 → 흉추 → 손가락뼈 → 손뼈 → 아래팔뼈 → 위팔뼈 → 갈비뼈 → 가슴뼈 → 견갑골 → 쇄골 → 경추 → 두개골 → 성기관 →

코 → 귀 → 눈 → 손발톱 → 피부 → 몸의 털 → 머리카락
⑤ 머리카락 → 몸의 털 → 피부 → 손발톱 → 눈 → 귀 → 코 → 혀 → 성기관 → 두개골 → 경추 → 쇄골 → 견갑골 → 가슴뼈 → 갈비뼈 → 위팔뼈 → 아래팔뼈 → 손뼈 → 손가락뼈 → 흉추 → 요추 → 골반 → 대퇴골 → 슬개골 → 경골 → 비골 → 발뼈 → 발가락뼈 → 뇌 → 심장 → 폐 → 간 → 쓸개 → 위 → 비장 → 소장 → 대장 → 방광 → 신장 → 혈관 → 림프 → 샘(Gland) → 체액 → 침 → 위 속의 음식물 → 대변 → 소변 → 고름 → 종양 → 지방 → 근육
⑥ 근육 → 지방 → 종양 → 고름 → 소변 → 대변 → 위 속의 음식물 → 침 → 체액 → 샘(Gland) → 림프 → 혈관 → 신장 → 방광 → 대장 → 소장 → 비장 → 위 → 쓸개 → 간 → 폐 → 심장 → 뇌 → 발가락뼈 → 발뼈 → 비골 → 경골 → 슬개골 → 대퇴골 → 골반 → 요추 → 흉추 → 손가락뼈 → 손뼈 → 아래팔뼈 → 위팔뼈 → 갈비뼈 → 가슴뼈 → 견갑골 → 쇄골 → 경추 → 두개골 → 성기관 → 혀 → 코 → 귀 → 눈 → 손발톱 → 피부 → 몸의 털 → 머리카락
⑦ 자신의 신체 부위를 알아차려 보고, 타인의 신체 부위를 알아차려 보고, 자신과 타인의 신체 부위를 알아차려 본다.
⑧ 이와 같이 다양한 신체 부위들이 형태를 갖추어 결합되고 기능을 유지할 때 몸이라는 인식이 일어남을 알아차린다.

위에 제시된 암송 방법대로 모든 신체 부분을 온전히 암송할 수 있을 때까지 앞에서 뒤로, 뒤에서 앞으로 암송한다.

신체 부분 알아차림 명상법은 신체 부분을 하나하나 해체하여 집중해

보는 방법이다. 그러나 개인적인 성향에 따라서 모든 신체 부분을 하나하나 뜯어보고 암송하지 않고도 사람은 신체 부분이 특정한 방식으로 결합되어 기능이 발현될 때 사람이라는 인식이 생긴다고 아는 경우도 있기 때문에 간략히 신체를 표면 구성 요소, 중간 구성 요소, 심부 구성 요소의 세 부위의 결합과 기능의 발현이라고 알아차림 할 수도 있다.

그리고 집중과 암송 정도에 따라 신체 부분이 이미지로 떠오르기도 하고 어느 순간 신체가 투시될 수도 있다. 하지만 이러한 모든 작용도 마음이 가진 기능들이 조건이 갖춰져 발현된 것이므로 특별한 의미를 부여할 필요는 없고 그저 일어나고 사라지는 현상으로 알아차림 하면 된다.

신체 부분을 구성 요소별로 분류하면 더 섬세한 수준의 구분도 가능하지만 몸을 해체해서 보는 방법을 보여주기 위해서 큰 틀에서 구분 지은 것으로 이해하면 된다. 이러한 구분의 핵심은 몸이 다양한 신체 부위와 요소들의 집합으로 기능과 형태를 갖출 때 몸이라는 인식과 사람이라는 인식이 생긴다는 것을 아는 것이다.

위에 열거한 신체 부분을 한 무더기씩 쌓아두면 우리는 표면 구성 요소의 덩어리, 중간 구성 요소의 덩어리, 심부 구성 요소의 덩어리 같은 인식만 있을 뿐 몸이라는 인식이나 사람이라는 인식은 더 이상 생기지 않는다. 즉, 고기 무더기, 뼈 무더기, 내장 무더기라는 식의 인식이 가능할 뿐 이러한 무더기들을 보고 몸이나 사람이라는 인식이 생길 수 없다는 말이다.

그렇다면 우리의 인식에서 몸 또는 사람이라는 인식이 발생하는 원리는 결국 관념적으로 설정해 놓은 사람이라는 형태를 이루고 기능이 적절히 발현되는 조건이 충족될 때 뿐이다. 따라서 기존의 내 몸 혹은 사람이라는 인식은 조건에 기반하고 있음을 알 수 있다.

조건이 갖춰져서 형태와 기능이 우리의 관념을 통과할 때 내 몸이고 사람이라고 인정되지만 관념을 통과하지 못하면 더 이상 내 몸이 아니고 사람이 아닌 것이다. 만일 우리가 몸과 사람이라는 것을 조건이 갖춰질 때만 인정한다면 우리가 여태까지 동일시해 왔던 '나' 혹은 '자아'라는 관념도 그렇지 않겠는가?

이렇게 해체해서 봄으로써 몸, 사람, 나, 자아라는 것이 내가 생각하는 방식으로 기능과 형태를 갖출 때만 성립된다면 조건이 성립되지 않을 때의 몸, 사람, 나, 자아는 무엇인가?

이런 알아차림의 과정을 거쳐 지혜가 생기면 인간은 왜곡된 정체성과 잘못된 자기 동일시를 벗어나게 되어 자유를 누릴 수 있게 된다.

5) 네 가지 근본물질에 대한 알아차림

동서양을 막론하고 고대부터 사람은 무엇으로 이루어져 있는가에 대한 고찰을 계속해 왔다.

서양에서는 4원소(물, 불, 흙, 공기)설로 불리던 학설이 있고 인도에는 전통적으로 4대(四大, 흙, 물, 불, 공기)라 불리던 학설이 오랜 세월 통용되고 있었다.

현대 물리학으로 보면 물질은 4원소나 4대보다 더 작은 극미 단위로 나뉠 수 있어서 4원소나 4대를 물질의 최소단위라고 볼 수는 없지만 당시에는 그렇게라도 세상과 사람의 본질이 무엇인지 알려고 시도했다고 이해하면 될 것 같다.

동서양 모두 흙, 물, 불, 공기라는 네 가지 요소를 물질을 구성하는 최소단위로 봤다는 부분은 흥미로운 부분이다. 그럼에도 불구하고 인도 전통의 4대는 서양의 4원소와 약간 다른 점이 있다. 4대에서 말하는 지, 수, 화, 풍은 단순히 흙, 물, 불, 바람이라는 원소를 이야기하는 것이 아니고 그들이 대표하는 물질의 특성을 의미한다.

각 요소가 대표하는 특성을 보면 아래와 같다.

> **지(地)**: 흙의 성질을 나타내는 것으로 딱딱함, 거침 등이 특징이다.
> **수(水)**: 물의 성질을 나타내는 것으로 흐름, 점착성 등이 특징이다.
> **화(火)**: 불의 성질을 나타내는 것으로 뜨거움, 차가움 등이 특징이다.
> **풍(風)**: 바람의 성질을 나타내는 것으로 움직임, 팽창함 등이 특징이다.

고대 인도인들은 사람을 포함한 존재 일반을 볼 때 물리적으로는 위와 같은 네 가지 요소(4대)가 일정한 수준으로 결합되어 기능하는 것으로 보았다.

신체를 보면 큰 틀에서 형체를 유지하기 위한 골격인 뼈나 이빨, 손발톱 같은 신체 구성 요소들은 딱딱함과 거침의 성질을 대표한다고 볼 수 있다. 신체 내부에는 혈액, 림프, 호르몬, 타액, 체액이나 대소변 같은 노폐물에도 수분이 포함되어 있고 수분이 포함된 액체의 경우 다른 건조한 분말과 결합하면 응집력을 띄는데 이는 물이 가진 성질이다. 또한 일정한 수준의 온도가 유지되어 소화와 면역을 담당하고 있는데 이는 불의 성질이다. 마지막으로 사지를 움직여 굽히고 펴고, 걷고 뛰는 모든 움직임은 바람이 공기 중의 부유물을 이동시키는 것처럼 바람의 성질로 보았다.

인간이 가진 뿌리 깊은 착각 중의 하나가 보이는 어떤 현상(또는 대상)에 강하게 동일시하는 것이다. 하지만 어느 하나의 요소 또는 복합적인 요소들이 결여되거나 균형이 맞지 않을 때는 어떤 현상(또는 대상)도 우리가 생각하는 방식으로 유지되지 않음을 본다면 동일시에 대한 착각을 벗어날 수 있을 것이다.

존재를 네 가지 특성을 포함하는 복합체로 보는 훈련을 하는 이유는, 인지되는 모든 것은 위에 언급한 네 가지 특성이 일정한 방식으로 결합력을 유지하여 형태를 갖추고 기능할 때만 동일시가 가능하고 조건이 달라져 우리의 관념과 다른 형태를 띠고 기능을 한다면 더 이상 동일시가 불가능하다는 것을 체험시키기 위해서이다.

이를 통해서 최소한 물질적으로 일정한 결합력을 가지고 형태와 기능을 유지하고 있는 신체와 자신을 동일시하는 착각에서는 벗어날 수 있을 것이다.

인간이 '자아', '영혼', '나'라는 개념을 가질 수 있는 이유, 더 나아가 다른 동식물보다 더 강하게 정체성에 대한 개념들이 강화된 이유는, 뇌 기능이 더 발달하여 좀 더 섬세한 수준에서 관념적 연산이 가능하게 되면서 그렇게 형성된 관념을 정체성에 대입(동일시)시킬 수 있기 때문이다.

지구 상에서 인간을 제외한 대부분의 동물들은 사고(생각) 기능 때문에 괴로움을 당하지 않는다. 대부분의 동물이나 식물들이 겪는 괴로움은 영양, 온도, 질병, 상해 같은 생물학적 특성들에 의한 괴로움이 주가 되는 반면에 인간이 겪는 괴로움처럼 자신에 대한 정의나 평가에 의한 것은 아니라는 의미이다. 인간 역시 비교 대상이 없는 환경에서는 대부분의 동식물과 마찬가지로 사고 기능 때문에 괴로움을 당하지 않을 확률이 높다.

인간은 발달된 뇌의 기능으로 인해 비교 대상을 인식하고 판단할 수 있게 되고 그에 따라 임의의 가치를 매기기 시작하면서 우열의 개념을 만들어낸다. 그러한 우열 개념을 통해서 자신과 다른 대상들을 판단하면서 우월한 조건에 속한다고 생각하면 자만하게 되고 열등한 조건에 속한다고 판단되면 움츠러들고 비슷한 조건이라고 생각하면 동등하다고 안주하게 된다.

이런 우열 개념을 가지고 있는 한 우월한 쪽을 지향하게 될 것이고 우월한 기준에 들지 못하면 정신적 괴로움이 커지는 것이다. 하지만 특이한 점은 우월한 기준에 들지라도 항상 새롭게 생겨나는 우열 가치에서 밀리지 않기 위해 어떤 위치에 있더라도 한시도 마음을 놓고 살 수 없다는 것이 인간이 우열 개념을 가지면서 갖게 된 딜레마이다.

비교의 범주에는 여러 가지 정신적인 것들도 있지만 보여지는 신체와 물리적 환경에 의한 것들도 많다. 신체를 네 가지 특성을 가진 조건적 결합체로 보는 훈련을 통해 물리적으로 인식되는 것들 역시 특정한 조건들의 임시적 결합으로 형태와 기능을 갖춘 것에 지나지 않음을 알 때 더 이상 우열 가치에 의한 정신적 괴로움을 당하지 않게 된다.

이 명상법을 통해 몸은 네 가지 요소가 적절한 결합력을 유지하여 작용할 때만 형태와 기능이 유지된다는 것을 알아차림하고, 네 가지 요소와의 잘못된 자기 동일시의 위험에서 벗어나는 지혜를 계발해야 한다.

명상 수행자의 성향에 따라 좀 더 간략하게 알아차림 할 수도 좀 더 세밀하게 알아차림 할 수도 있다.

[구체적 명상 수행 방법-간략한 방식의 알아차림]
① 명상 자세를 취한 뒤 몸의 느낌을 느껴본다.

② 강하게 느껴지는 느낌이나 신체 특정 부위로 의식을 전향한다.
③ 그 느낌이 딱딱함 또는 거침이면 지(地)의 요소라고 알아차린다.
  그 느낌이 흐름 또는 점착성이면 수(水)의 요소라고 알아차린다.
  그 느낌이 뜨거움 또는 차가움이면 화(火)의 요소라고 알아차린다.
  그 느낌이 움직임 또는 팽팽함이면 풍(風)의 요소라고 알아차린다.
④ 느낌이 어느 하나의 요소적 느낌에서 다른 요소적 느낌으로 바뀌면 변화된 느낌을 알아차린다.
⑤ 육체는 이와 같이 네 가지 요소로 이루어져 있음을 알아차리고 네 가지 요소와 자아 동일시의 정도를 알아차린다.
⑥ 네 가지 요소와 자아 동일시가 있으면 있다고 알아차리고 없으면 없다고 알아차린다.
⑦ 자신의 신체 부위를 알아차려 보고, 타인의 신체 부위를 알아차려 보고, 자신과 타인의 신체 부위를 알아차려 본다.

[구체적 명상 수행 방법-세밀한 방식의 알아차림]
① 명상 자세를 취한 뒤 몸의 느낌을 느껴본다.
② 강하게 느껴지는 느낌이나 신체 부위로 의식을 전향한다.
③ 신체 부위 또는 느낌에 집중하고 그것이 머리카락이면 머리카락이라고 알아차리고 느낌이 딱딱함 또는 거침이면 지(地)의 요소라고 알아차린다. 이와 같이 신체 부위 또는 느낌에 집중해서 어떤 요소에 해당되는지 알아차린다. 나머지 신체 부위 또는 느낌도 이와 같은 방식을 동일하게 적용한다.
④ 느낌이 어느 하나의 요소적 느낌에서 다른 요소적 느낌으로 바뀌면

변화된 느낌을 알아차린다.
⑤ 육체는 이와 같이 네 가지 요소로 이루어져 있음을 알아차리고 네 가지 요소와 자아 동일시의 정도를 알아차린다.
⑥ 네 가지 요소와 자아 동일시가 있으면 있다고 알아차리고 없으면 없다고 알아차린다.
⑦ 자신의 신체 부위를 알아차려 보고, 타인의 신체 부위를 알아차려 보고, 자신과 타인의 신체 부위를 알아차려 본다.

6) 시체의 상태 변화 알아차림

'시체의 상태 변화 알아차림' 명상법은 사실 현대인이 받아들이기 쉽지 않고 일상적으로 수행하기도 편치 않은 명상법이다. 많은 이들이 이 명상법에 대해 강한 관념적 저항이 생길 수도 있다.

이 명상법은 일반적으로 명상에서 기대하는 이완이나 평온함을 지향하는 것이 아니고 오히려 삶에 대한 애착이나 몸에 대한 애착, 더 나아가 육체에 기인한 욕망에 경종을 울리기 위한 목적으로 제시되었기 때문이다.

시체의 상태 변화 알아차림 명상은 사람이 죽은 뒤 시체가 아홉 단계의 변화 과정을 거치는 것을 보고 상락아정(常樂我淨)에 기반한 욕망과 애착을 내려놓을 수 있도록 돕는 명상법이다.

상락아정은 전도된 견해를 가진 상태에서 삶을 볼 때 세상과 자아는 영속하는 것 같고(상, 常), 즐거울 것 같고(락, 樂), 삶의 주체인 자아가 있는 것 같고(아, 我), 자아는 깨끗함(정, 淨)의 정수일 것 같다는 기대를 갖는 것을 경계하기 위한 표현이다.

알아차림을 통해 삶의 속성을 꿰뚫어 보면 세상과 자아는 영속되지 못하고(무상, 無常), 삶의 속성은 괴로움(고, 苦)이고, 동일 속성의 자아를 찾아볼 수 없어 삶의 주체인 자아를 찾아볼 수 없고(무아, 無我), 자아라고 착각하는 몸과 마음은 조금만 관리를 소홀히 하면 깨끗함이라고는 찾아볼 수 없음(부정, 不淨)을 알 수 있다.

알아차림을 통해 삶의 속성을 꿰뚫어 보면 삶의 속성은 오히려 무상(無常), 고(苦), 무아(無我), 부정(不淨)임을 직면하게 된다. 사람이 삶에 애착을 갖는 이유는 삶을 상락아정으로 보기 때문이다.
　모순적으로 들릴 수 있겠지만 우리가 온 마음을 다해서 삶을 충실히 살아야 하는 이유는 삶의 속성이 상락아정이 될 수 없다는 이해에 이르기 위해서이다. 삶을 충실히 살아본 후에야 비로소 현상적인 삶에서 무엇을 성취하고 경험해도 그 어떤 것도 조건을 기반으로 일어났다 사라질 뿐 소유할 수 없고, 머물 수 없고, 근본적인 만족을 얻을 수 없다는 것을 알 수 있다.
　이는 마치 아기가 기저귀를 차야 하는 이유와 같다. 기저귀는 아기가 스스로 대소변을 가릴 수 있을 때까지만 필요하다. 스스로 대소변을 가릴 수 있으면 누구도 거추장스러운 기저귀를 차려고 하지 않을 것이다.

삶의 속성이 상락아정이 아님을 스스로의 지혜를 통해서 통찰해 낼 때 삶을 한 걸음 떨어져서 담담히 바라볼 수 있다. 우리가 추구하고 열망하는 그 어떤 것도 영원히 유지될 수 없다는 것을 알 때 우리는 비로소 마음의 집착을 내려놓을 수 있다.
　모든 사람이 행복을 추구하지만 조건적인 행복을 맛볼 수 있을 뿐이며 조건을 벗어난 행복을 맛 볼 수 있는 사람은 아주 드물다. 조건이 충족되어서 이루어진 행복은 조건만 달라지면 언제든지 무너지기 때문에 근본적인 행복이 될 수 없음에도 불구하고 조건적 행복의 한계를 알기 전까지는 끊임없이 조건적인 행복을 추구한다. 알아차림을 통해 삶의 속성이 상락아정이 될 수 없다는 이해에 이르면 누가 말하지 않아도 집착하지 않는 여여한 삶을 살아갈 수 있다.

우리는 삶에 대한 애착을 갖고 있다. 그런데 우리가 가진 삶에 대한 애착에도 불구하고 삶이 우리 모두에게 반드시 경험시키는 것은 삶에 대한 애착을 놓을 수밖에 없게 만드는 것들이다.

삶이 우리로 하여금 경험케 하는 것은 상락아정이 아니고 무상, 고, 무아, 부정이다. 우리는 이것이 현실이고 바로 나 자신의 일임에도 불구하고 마치 현실이 아니고 남의 일인 것처럼 외면하고 산다. 그래서 자신은 전혀 그런 일과 무관한 것처럼 살다가 어느 날 문득 무상, 고, 무아, 부정을 경험해야 하는 상황을 맞닥뜨리면 당황하고 저항하고 오열한다.

그러한 경험들 중 가장 충격적인 상황이 죽음이다. 죽음 앞에선 누구도 예외가 있을 수 없고 우리 모두가 경험해야 한다. 그런데 알아차림을 통해 삶의 속성이 무상, 고, 무아, 부정이라는 것을 안다면 죽음은 회피의 대상이 아니라 삶과 마찬가지로 자연스러운 존재의 과정이 될 수 있다.

시체의 상태 변화 알아차림 명상을 현대인들이 받아들이기 어렵고 일상적으로 수행하기 어려운 이유는 위에 언급한 삶의 속성을 제대로 직시해 보지 못했고 통찰해 내지 못했기 때문이다.

시체라는 말만 들어도 거부감이 생길 수 있고 두려움이 생길 수 있다. 시체의 상태 변화를 알아차림 함으로써 누구도 피할 수 없는 죽음을 존재의 자연스러운 과정으로 받아들이게 되고 죽음에 대한 저항과 두려움을 내려놓을 수 있다. 그리고 형성된 모든 것의 속성 즉 삶의 속성은 상락아정이 아니고 무상, 고, 무아, 부정이라는 것을 스스로 통찰해 낼 수 있다.

이 명상법을 통해서 삶과 죽음을 정리해 낼 수 있다면 삶의 큰 선물을 얻은 것이라고 생각한다.

시체의 상태 변화 알아차림 명상은 실제 수련에서는 시체를 보면서 하지만 현실적인 제약이 있으므로 아래 아홉 단계의 묘사를 읽고 상상력을 동원해서 마음속으로만 명상해 보도록 하자.

아래 아홉 단계는 시체가 버려진 후 상태가 변화해 가는 과정을 묘사한 것이다.

첫째, 버려진 시체는 죽은 후 며칠 내로 부풀면서 검푸르게 되고 문드러진다.

둘째, 버려진 시체에 온갖 동물과 곤충과 벌레가 달려들어 뜯어먹고 쪼아먹고 빨아먹는다.

셋째, 버려진 시체는 뼈가 드러나고 피가 묻은 살과 힘줄에 얽혀있다.

넷째, 버려진 시체는 해골이 되고 피가 남아 있는 채로 힘줄로 얽혀있다.

다섯째, 버려진 시체는 해골 상태에서 피도 없어지고 힘줄로만 얽혀있다.

여섯째, 버려진 시체는 해골 상태에서 힘줄이 끊어져 뼈들이 흩어진다.

일곱째, 버려진 시체는 백골처럼 하얗게 변해간다.

여덟째, 버려진 시체는 하얗게 변한 뼈 무더기로 바뀐다.

아홉째, 버려진 시체는 세월에 삭아 하얀 가루로 바뀐다.

[구체적 명상 수행 방법]

① 명상 자세로 바르게 앉아 몸과 마음을 이완한다.
② 아홉 단계의 묘사를 주의를 기울여 읽고 이미지를 그려본다.
③ 눈을 감고 그려본 이미지를 하나씩 떠올려 본다.
④ 눈을 감았을 때 선명하게 떠오르지 않는 이미지는 눈을 뜨고 아홉 단계의 묘사를 다시 읽어보고 다시 눈을 감고 해당 이미지를 떠올리기를 반복한다.
⑤ 위와 같은 방법으로 아홉 개의 이미지가 떠오를 때까지 반복한다.
⑥ 시체의 상태 변화 알아차림 명상을 하는 동안 몸과 마음에 일어나는 변화를 알아차린다.
⑦ 몸과 마음에 일어나는 변화는 조건을 기반으로 일어나고 사라짐을 알아차린다.
⑧ 모든 일어난 현상은 사라진다는 것을 알아차린다.

4. 느낌 알아차림

사람을 포함한 존재 일반이 느끼는 느낌은 섬세함에 차이가 있을 뿐 크게 세 가지로 대별된다.

첫째는 즐거운 느낌, 둘째는 괴로운 느낌, 셋째는 즐겁지도 괴롭지도 않은 느낌이다.

이러한 세 가지 느낌을 좀 더 세분해서 육체적으로 적용할 수도 있고 정신적으로 적용할 수도 있다. 또 수행의 정도에 따라 세속적인 수준으로만 한정할 수도 있고 비세속적인 수준으로 확장할 수도 있다.

느낌을 세분화하는 것은 섬세함의 차이를 통해 현상의 속성을 좀 더 온전하게 볼 수 있도록 이끄는 데 목적이 있다. 하지만 알아차림 명상법은 거친 대상을 통해서든 섬세한 대상을 통해서든 '현상의 변화', '변화하는 현상에서 동일 속성(정체성)을 발견할 수 없음', 그럼에도 불구하고 '동일 속성(정체성)에 집착할 때 생기는 괴로움'이라는 현상의 본질을 얼마나 깊게 알아차리느냐가 관건이다. 따라서 여기서는 육체적 혹은 정신적 느낌을 '즐거운 느낌, 괴로운 느낌, 즐겁지도 괴롭지도 않은 느낌'으로만 알아차리도록 제안한다.

세 가지 기본적인 느낌에서 즐거운 느낌과 괴로운 느낌은 분명하여 알아차리기 쉽다.
하지만 즐겁지도 괴롭지도 않은 느낌은 알아차리기 쉽지 않다. 알아차림의 목적 중의 하나는 현상의 속성을 꿰뚫어 아는 것이다.
현상의 속성을 파악하려고 할 때 제일 장애가 되는 것 중의 하나가 느낌이 분명하지 않을 때이다. 느낌이 분명하지 않으면 알아차림이 약해지고 알아차림이 약해지면 현상의 속성이 조건을 기반으로 생성과 소멸될 뿐임을 알지 못해서 현상이 영속된다는 착각을 일으키게 만든다.
현상의 속성을 꿰뚫어 안다는 것은 현상이 동일 속성으로 유지되는 것이 아님을 직접적인 관찰을 통해 검증하는 것이다. 알아차림을 통해 현상의 속성이 조건을 기반으로 생성되고 소멸할 뿐이라는 것을 알기 전까지는 모든 것은 조건을 기반으로 생성되었다가 조건이 무너지면 소멸한다는 단순한 진리를 진정으로 이해하지 못한다.

 인간 삶의 원동력을 들여다보면 행복하고 싶은 바람이 있고 행복에 이를 수 있을 것 같은 희망이 있다. 결국 인간이 삶을 지속할 수 있는 가장 큰 이유는 행복하기 위해서인데 행복하다는 느낌에는 우리가 관념적으로 설정한 즐거운 느낌이 자리하고 있다.
 그런데 우리가 관념적으로 설정한 즐거운 느낌의 본질이 사실은 조건을 기반으로 생성되었다가 소멸될 뿐이다. 그러나 이 사실을 명확히 알기 전까지는 즐거운 느낌에 대한 애착과 이에 대한 추구는 멈추지 않을 것이다. 이 말은 즐거운 느낌 자체를 부정하라는 의미가 아니다. 단지 관념적인 조건에서만 즐거운 느낌이라면 집착할 대상이 되지 못하는 것을 이해하라는 의미이다.

 반대로 괴로운 느낌도 조건을 기반으로 생성과 소멸을 이어갈 뿐이다. 따라서 괴로운 느낌도 관념적인 조건에서만 괴로운 느낌일 뿐이기에 괴로운 느낌을 무조건 회피하려 하기보다는 괴로운 느낌이 생기는 그 과정을 온전히 알아차리면 된다.
 괴롭다고 느끼는 것들 중에 많은 것들은 관념이 바뀌면 괴로울 이유가 없어지고 때로는 오히려 즐거운 느낌으로 바뀌기도 한다.
 반대로 즐겁다고 느끼는 것들 역시 관념이 바뀌면 즐거울 이유가 없어지고 오히려 더 괴로운 느낌으로 바뀌기도 한다.
 이런 예는 수도 없이 많다.

누군가를 만나서 좋은 관계를 유지해왔는데 그 사람은 자신의 이익을 위해서 내가 가진 조건이 필요했고 나를 순수하게 좋아한 것이 아니라 나를 이용하기 위해서 접근한 것이었다는 사실을 알았다고 해 보자.

이런 사실을 알기 전까지는 그 사람과의 만남이 즐겁고 행복하다고 느꼈을 것이다. 하지만 이런 사실을 알고 나면 그 사람과의 만남이 과연 즐거울 수 있겠는가?

반대의 경우도 많다.

어떤 사람을 오해해서 불만이 많았는데 시간이 지나 결과를 보니 그 사람만이 나를 진정으로 생각해줬던 사람이고 다른 사람들은 오히려 겉으로는 나를 위하고 친한 척했지만 사실은 나를 시기했고 밟고 넘어가려던 사람들이었다는 사실을 알았다고 해보자.

나중에 이 두 형태의 사람들에 대한 평가는 정반대로 바뀌지 않겠는가?

이런 예들을 통해서 보듯이 인간이 느끼는 즐거운 느낌, 괴로운 느낌, 즐겁지도 괴롭지도 않은 느낌은 사실 그 자체로 즐거운 느낌, 괴로운 느낌, 즐겁지도 괴롭지도 않은 느낌이 아니라 모두 특정 조건하에서만 그렇게 느끼는 것이다.

결국 어떤 느낌에서도 그 자체의 고유 속성을 찾아볼 수 없고 단지 조건을 기반으로 변화된다는 것을 안다면 즐거운 느낌에 대한 애착도, 괴로운 느낌에 대한 거부도 없이 그저 느낌은 조건을 기반으로 일어났다가 조건을 기반으로 사라질 뿐이라는 것을 알게 될 것이다. 그리고 즐겁지도 괴롭지도 않은 느낌에 대해서는 일어남과 사라짐에 대한 알아차림이 어려워 기존에 해 오던 방식으로 자동화된 로봇처럼 반응하게 될 가능성이 크다.

자신이 무언가를 할 때 왜 하는지 모르고 한다는 것은 참으로 안타까운 일이 아닐 수 없다. 왜냐하면 모든 행동에는 동기가 있는데 동기를 전혀 의식하지 못한 채 행동한다면 그것은 무의식적인 삶을 사는 것이나 별반 다를 바 없기 때문이다. 행동을 인지하지 못한다는 말은 결국 마음을 인지하지 못한다는 말과 차이가 없다.

온전히 깨어있는 삶을 살기 위해서는 자신의 몸과 마음에서 어떤 일들이 일어나고 있는지 명확히 알아야 한다.

[구체적 명상 수행 방법-육체적 느낌 알아차림]
① 명상 자세를 취한 뒤 몸의 느낌을 느껴본다.
② 내관법에서 했듯이 신체 부위를 머리부터 시작해서 손가락과 발가락을 향해 위에서 아래로 하나하나 느껴본다. 또는 몸 전체를 느껴보고 강하게 느껴지는 부위에 의식을 집중하며 느낌을 구분해 본다.
③ 즐거운 느낌이 들면 즐겁게 느낀다고 알아차리고, 괴로운 느낌이 들면 괴롭게 느낀다고 알아차리고, 즐겁지도 않고 괴롭지도 않게 느낀다면 즐겁지도 않고 괴롭지도 않게 느낀다고 알아차린다.
④ 모든 느낌은 일어나면 사라진다는 것을 알아차린다.
⑤ 느낌은 조건을 기반으로 일어나고 사라짐을 알아차린다.
⑥ 자신의 느낌을 알아차리고, 타인의 느낌을 알아차리고, 자신과 타인의 느낌을 알아차린다.

[구체적 명상 수행 방법-정신적 느낌 알아차림]
① 명상 자세를 취한 뒤 마음을 하나의 대상에 전향한다.
② 마음이 하나의 대상에 집중할 때 일어나는 생각 또는 감정을 알아차

린다. 또는 마음이 대상을 놓치고 다른 대상으로 향할 때 일어나는 생각과 감정을 알아차린다.
③ 즐거운 느낌이 들면 즐겁게 느낀다고 알아차리고, 괴로운 느낌이 들면 괴롭게 느낀다고 알아차리고, 즐겁지도 않고 괴롭지도 않게 느낀다면, 즐겁지도 않고 괴롭지도 않게 느낀다고 알아차린다.
④ 모든 느낌은 일어나면 사라진다는 것을 알아차린다.
⑤ 느낌은 조건을 기반으로 일어나고 사라짐을 알아차린다.
⑥ 자신의 느낌을 알아차리고, 타인의 느낌을 알아차리고, 자신과 타인의 느낌을 알아차린다.

◇ ◇ ◇

5. 마음 알아차림

　마음 알아차림 명상법은 인간이 가진 다양한 마음을 대상으로 알아차림을 해보는 명상법이다.
　'마음은 대상을 아는 것'이라고 정의했다.
　알아차림 명상을 위해서는 반드시 대상이 있어야 한다. 왜냐하면 마음은 대상 없이 일어나지 못하고 대상이 있을 때만 일어나기 때문이다.
　알아차림 명상은 마음이 대상을 알아차리면서 현상의 보편성을 꿰뚫어 아는 것인데 이번 장에서 다루게 될 심념처(心念處-마음 알아차림 명상법)는 대상을 경험하면서 생겨나는 심리(인식, 생각 등)를 알아차려 보는 것이다.

붓다가 가르쳤던 원래의 심념처는 16가지 마음을 알아차리는 것이었다. 나의 판단으로는 전문 명상 수행자가 아닌 다음에야 그 정도로 섬세하게 세분된 마음의 상태를 알아차리기도 어렵고 또 그렇게까지 세부적으로 알아차림 할 필요도 없다고 생각한다. 그래서 마음 알아차림의 핵심이 되는 세 가지 마음을 탐욕, 성냄, 어리석음이라고 보고 이들을 대표적인 마음 알아차림의 대상으로 제시한다. 물론 알아차림이 성숙되고 깊어지면 여기 제시된 마음들 외에 다양한 마음들을 알아차림의 대상으로 선택할 수 있다.

사람이 행복을 누리는데 장애가 되는 대표적인 세 가지 마음을 들라면 탐욕, 성냄, 어리석음을 들 수 있다. 동서양을 막론하고 전통적으로 인간의 행복을 좀먹는 대표적인 해로운 마음으로 위 세 가지 마음을 설정했다.

인간의 행복과 불행은 소유, 지위, 건강, 학식, 외모 같은 것들을 얼마나 가졌거나 성취했는가의 문제라기보다는 이것들을 해석하는 수준에 따른 문제라고 봐야 한다.

어떤 사람은 자신이 가진 것에 만족하지 못하고 항상 부족하다고 느끼는 사람이 있는 반면 다른 어떤 사람은 그 정도면 여한이 없겠다고 생각하는 사람도 있다. 이런 것을 보면 행복과 불행은 소유의 문제라기 보다 해석의 문제가 더 큰 요인임을 알 수 있다.

탐진치(貪嗔癡)로 대표되는 인간의 마음은 사실은 위에 언급한 것처럼 해석에 따라 결정되는 마음이다. 같은 조건일지라도 해석이 어떤가에 따라 전혀 다른 심리상태를 가질 수 있기 때문이다.

그렇다면 탐진치가 왜 생기는지 잠시 생각해 보자.

탐진치를 잘 들여다보면 사실 어리석음(痴, 치)이 핵심이다.

어리석음은 사실이 아닌 것을 사실로 보는 착각의 상태를 말한다. 엄밀히 말하면 지혜가 없어 어리석기 때문에 욕심(貪, 탐)내지 않아야 할 것에 욕심을 내고 욕심을 내지만 마음대로 손에 넣을 수 없고 통제되지 않아 좌절하기 때문에 화(嗔, 진)가 나는 것이다. 결국 마음이 균형을 잃는 것의 핵심은 지혜가 없어서이고 그에 따른 부차적인 반응이 욕심 부리고 화내는 것이다.

마음 알아차림 명상법에서 마음을 알아차리게 하는 주요 목적은 아래의 두 가지이다.

첫째, 마음은 조건에 기반해서 일어난다는 것을 검증하기 위해서다.

둘째, 현상은 생성되고 사라진다는 것을 검증하기 위해서다.

위에 든 두 가지 이유를 잘 들여다보면 마음은 어떤 구조로 일어나는지 알도록 안내하여 지혜가 드러나게 하는 것임을 알 수 있다.

마음은 그냥 일어나는 것이 아니라 특정한 조건에서만 일어나기 때문에 어떤 조건인지에 따라 다른 마음이 일어날 수도 있고 이미 일어난 마음조차도 다른 마음으로 바뀔 수 있음을 시사한다. 욕심이 생긴다는 것, 화가 난다는 것은 이전 시점에 형성된 현상을 해석하는 마음의 수준에 따른 것이다.

그렇다면 이전 시점에 형성된 현상을 해석하는 마음의 수준을 찾아내어 균형된 시각의 마음으로 바꾸면 그다음 시점부터는 같은 조건에서도 다른 마음을 일으킬 수 있다는 것이 이해될 것이다.

다음으로 알아차림을 통해 현상이 조건을 기반으로 생성되었다가 조건이 달라지면 사라지는 원리를 통찰함으로써 어떠한 마음에도 머물 수 없다는 것을 이해하게 되면 욕심이나 분노, 더 나아가 우리가 긍정적이라고 생각하는 마음조차도 머물 수 없다는 것을 알게 되고 일어나고 사라지는 모든 마음에 일희일비하지 않고 담담하게 바라볼 수 있을 것이다.

　알아차림 명상법에서 명상의 대상은 다양하지만 사실 핵심은 여전히 동일하다.

　대상을 다양하게 한 것은 명상자의 근기가 달라서 알아차림이 더 수월한 대상도 있고 더 어려운 대상도 있기 때문일 뿐이다. 주의가 산만한 사람은 섬세한 마음을 알아차리기 어려울 것이고, 반대로 지성이 발달한 사람은 몸과 같은 거친 대상을 알아차리는 것이 지루할 수 있어서 오히려 알아차림의 수준을 떨어뜨릴 수 있다. 따라서 각 개인의 성향과 근기에 따라 적절한 알아차림의 대상을 선택하는 것이 좋다.

　또한 명상 수행의 경험이 풍부한 스승이나 선배들의 조언을 듣고 자신의 성향과 근기를 고려해서 알아차림의 대상을 선택한다면 알아차림 명상이 좀 더 수월할 것이다.

[구체적 명상 수행 방법—마음 알아차림]

① 명상 자세를 취한 뒤 강한 대상에 마음을 전향한다.
② 마음이 강한 대상에 집중함을 알아차린다. 또는 마음이 처음 대상을 놓치고 다른 대상으로 전향함을 알아차린다.
③ 대상에 대해 탐욕이 있는지 없는지 알아차린다.
　대상에 대해 성냄이 있는지 없는지 알아차린다.
　대상에 대해 어리석음이 있는지 없는지 알아차린다.
　대상에 대해 다른 어떤 마음이 일어나는지 일어나지 않는지 알아차린다.

④ 모든 마음은 일어나면 사라진다는 것을 알아차린다.
⑤ 마음은 조건을 기반으로 일어나고 사라짐을 알아차린다.
⑥ 자신의 마음을 알아차리고, 타인의 마음을 알아차리고, 자신과 타인의 마음을 알아차린다.

'강한 대상에 마음을 전향한다'는 의미는 의도적으로 강한 대상을 찾으라는 뜻이 아니다.

마음의 속성 자체가 강한 대상으로 전향되기 때문에 전향된 마음이 사실 그 순간 가장 자극이 강한 대상이 된 것이다. 그 대상으로 마음이 전향될 때 뒤이어 다양한 인식(해석)이 일어날 것이다. 그 해석이 어떤 마음인지를 알아차림 하면 된다.

6. 법(法) 알아차림

명상에서 말하는 법(法)은 '현상의 보편성'이라고 이해하면 된다.

현상의 보편성이란 현상의 속성을 간파했을 때 시간과 공간의 변화에 상관없이 보편성이 유지되는 법칙을 의미한다. 만일 시공간의 변화에 따라 보편성이 유지되지 않는다면 그것은 법(法)이 될 수 없을 것이다.

붓다가 가르쳤던 법에 대한 알아차림 명상법은 다섯 개로 이루어져 있다.

순서대로 나열하면 다섯 가지 장애, 다섯 가지 무더기, 여섯 가지 감각 장소, 일곱 가지 깨달음의 구성 요소, 네 가지 성스러운 진리이다.

정신적 자유란 무엇일까?

과거에 명상을 배우던 미국 회원들에게 무위(Doing Nothing, 無爲)를 설명하고 무위를 실천해 보라고 한 적이 있었다. 당시는 명상 세션 중이었는데 그 말을 듣던 회원들이 움직이지 않고 제자리에 가만히 있었다. 그래서 왜 가만히 있는지를 물었는데 회원들은 자신들은 지금 무위(Doing Nothing)하고 있다고 답했다. 그래서 나는 역으로 가만히 있는 것이 유위(Doing Something, 有爲)라고 생각되지는 않는지 물었다. 그 회원들은 당시까지도 무위와 유위에 대해서 정확히 이해하지 못했던 것이다.

무위와 유위의 핵심은 행위 자체에 있는 것이 아니다. 무위와 유위를 가를 수 있는 핵심은 주체인 자아라는 가상의 개념에 매여있는가, 아니면 무아를 깨쳤는가에 의해 결정된다.

명상 주석서들에 보면 '작용만 하는 마음'이라는 표현이 나온다. 사람이 뭔가를 할 때는 반드시 행위의 주체인 자아가 있어야 하고 다음으로 자아가 원하는 어떤 것이 동기로 있어야 한다고 흔히 생각한다.

작용만 하는 마음이란 자아 개념을 놓은 무아 상태에서만 가능한 개념이다. 무아가 무엇인지 한번도 경험해 보지 못하고 이론적으로도 제대로 이해하지 못하고 있는 사람이 과연 작용만 하는 마음을 이해할 수 있겠는가?

의식이 자각의 수준을 경험하고 나면 위의 상황과 질문에 전혀 걸리지 않는 답을 줄 수 있다. 그런데 알아차림을 통한 현상의 보편성을 꿰뚫어 보지 못한 이들은 무엇인가를 한다고 할 때(Doing Something) 항상 행위의 주체인 자아와 자아가 움직일만한 동기를 전제로 고려한다. 결국 자아가 있고 자아가 원하는 어떤 것이 있어야 움직인다는 식으로 이해한다.

그런데 명상을 통해서 자아 개념이 부서지고 나면 이 말이 성립되지 않는다는 것을 이해할 수 있다.

우리가 무아(無我)를 깨달았든 깨닫지 않았든, 사실은 무아이고 그 상태에서의 모든 행위는 무위일 뿐 유위라고 할 수 없다. 무아를 깨달았으면 동일시할 대상이 없다는 것을 알게 되어서 행위는 있지만 행위의 주체가 없으므로 당연히 무위라는 것을 이해할 것이다.

알아차림을 통해 자아라고 동일시하고 있는 것을 관찰해보면 매 순간의 몸 상태, 생각, 감정, 느낌, 의도 같은 육체적·정신적 동일시의 대상들은 한순간 특정 방식으로 발현되었다가 다음 순간 다른 것으로 바뀐다는 것을 알 수 있다.

이렇게 매 순간 발현되었다 바뀌는 과정에서 모든 행위들이 일어나지만 결코 두 순간 이상 지속되는 동일 정체성으로서의 자아는 성립될 수 없기 때문에 무아인 것이다.

이러한 이해와 통찰이 없기 때문에 행위의 주재자 또는 동일 속성을 유지하는 어떤 고갱이 같은 것이 있는 것 같은 착각을 일으킨다. 이로 인해 자아라는 가상의 개념을 설정하게 되고 삶의 모든 것을 그 자아를 유지하기 위해 소모하는 것이다. 알아차림 명상의 대상은 다양하지만 처음부터 끝까지 동일하게 흐르는 핵심은 모두 동일시의 대상을 찾아볼 수 없기 때문에 무아(無我)이고 무아이기 때문에 무위(無爲, Doing Nothing)라는 것이다.

하지만 우리는 우리 자신의 실제 상태와 상관없이 자신이 가상으로 설정하고 속고 있는 상태에 자신을 동일시하기 때문에 마음에 괴로움이 생긴다.

나는 우리가 동일시해 놓은 가상의 자아개념을 무아로 대체해서 생각해 보길 권한다. 무아라는 말이 어렵고 거부감이 생긴다면 그냥 '맥락으로서의 나'로 바라보길 권한다.

자아라는 말은 기준이 정해졌을 때만 성립된다. 그런데 이 말에는 치명적인 오류가 있다. 기준이 무엇이고 누가 언제 어떻게 그 기준을 정했냐는 것이다. 기준이 있어야 그 기준을 토대로 이런저런 개념을 설정하고 시비 분별할 근거를 마련할 텐데 자세히 관찰해보면 그 기준 자체가 성립되지 않음을 알 수 있다.

결국 우리가 기준이라고 믿어 의심치 않았던 것들은 제대로 검증되지 않았던 생각들이 오랫동안 학습되고 경험되었던 것일 뿐 그 이상도 이하도 아니다.

다시 처음으로 돌아가서 현상의 보편성이 법(法)이라고 했는데 무아는 과연 법이 될 수 있는가?

많은 사람들은 자아를 붙들고 살지만 우리가 설정한 자아가 시공간의 변화에 따라 바뀌지 않는 보편성을 갖는지 질문을 던져보면 왜 무아인지 이해가 될 것이다. 이것이 법이다. 법은 동일시가 가능하지 않다는 것을 잊지 말기 바란다.

이 장의 주제인 법에 대한 알아차림은 첫머리에 언급한 다섯 개의 명상법을 통해서 이 법이 보편성을 갖는지를 검증하는 과정이다.

실제 스스로의 알아차림과 지혜를 통해서 검증해 보도록 하자.

1) 다섯 가지 장애 알아차림

다섯 가지 장애(五蓋, 오개)는 마음이 있는 그대로를 보지 못하도록 방해하는 다섯 가지 덮개라는 뜻이다. 오개를 순서대로 나열하면 감각적 욕망(慾望), 악의(惡意), 게으름과 졸림[懈怠(해태)와 昏沈(혼침)], 들뜸과 후회[掉擧(도거)와 後悔(후회)], 의심(疑心)이다.

감각적 욕망은 감각적으로 느껴지는 욕구에 끌려다니는 의식 상태를 이른다. 악의는 선하지 않은 의도이고, 게으름과 졸림은 명상 중에 열의가 떨어져 졸음에 빠지는 것을 이르는데 한자로는 해태와 혼침이라 부른다. 들뜸과 후회는 마음이 안정되지 못하여 명상 대상을 알아차리지 못하는 상태와 그로 인해 명상과 수행을 하는 자신의 선택에 대해서 후회나 자책하는 것을 이른다. 마지막으로 의심은 현재의 수행법이나 노력을 통해서 과연 자신이 정신적 자유를 얻을 수 있을까, 또는 이 수행법이 과연 효과가 있을까 등으로 확신 없이 의구심을 갖는 상태를 이른다.

오개 자체를 알아차리는 것은 어렵지 않다. 어려운 것은 알아차림 후의 두 가지다.

첫째, 알아차림이 단발성이 아니라 지속성이 있어야 함에도 불구하고 지속성이 떨어질 수 있다는 점이다.

알아차림의 질과 양이 임계점을 넘어가 각성 수준으로 올라갈 때까지 지속하지 않으면 99.99%가 될지언정 100%가 아니기 때문에 덮개를 열어젖힐 수 없다. 관념적 수준에서는 99.99%가 100%에 가깝기 때문에 안심할 수 있을지 모르지만 명상적 관점에서 99.99%는 오히려 0%에 가깝다고 본다. 의식은 궤도 같은 개념이기에 0%나 99.99%나 궤도상으로는 같은 궤도여서 조건이 바뀌면 99.99%도 언제든지 0%가 될 수 있다는 의미이다.

100%가 되면 이미 다른 궤도로 옮겨갔기 때문에 과거의 궤도로 회귀하지 않는다. 명상 수행자가 명심해야 할 부분이다.

둘째, 자신을 개념과 동일시 하는 습관을 내려놓기 어렵다는 점이다.

알아차림을 하면 동일시의 오류에서 벗어날 확률이 높아진다. 그래서 지속적인 알아차림이 유지되거나 꾸준히 알아차림 연습을 하는 수행자는 대부분 잘못된 자기 동일시의 위험을 피할 수 있다. 하지만 알아차림의 임계점을 넘어가지 못하면 중간중간 잘못된 자기 동일시에 빠져 허우적거리기 십상이다. 그래서 알아차림의 과정 중 잘못된 자기 동일시가 일어날 때마다 자신이 동일시하는 어떤 것도 자신이 될 수 없다는 것을 상기시키고 동일시에서 벗어나는 연습이 필요하다.

동일시의 오류에서 놓치기 쉬운 부분은 부정적 동일시보다 긍정적 동일시의 위험이 더 크다는 사실이다. 왜냐하면 부정적 동일시의 경우 그 상태를 원하지 않아서 쉽게 알아차림 할 수 있고 벗어나고자 하는 열망이 강해서 더 수월하게 동일시의 오류를 떨쳐낼 수 있지만 오히려 긍정적인 것들과의 동일시는 원하는 경우가 많기 때문에 섬세한 수준에서 동일시의 오류에 빠질 위험이 더 크다.

따라서 동일시의 오류에 빠지더라도 떨치고 나오는 연습이 지속적으로 필요하고 특히 긍정적 동일시의 경우 더 많은 주의를 기울여 동일시의 오류에 빠지지 않으려는 노력이 필요하다.

[구체적 명상 수행 방법]

① 명상 자세를 취한 뒤 강한 대상에 마음을 전향한다.
② 마음이 강한 대상에 집중함을 알아차린다. 또는 마음이 처음 대상을 놓치고 다른 대상으로 전향함을 알아차린다.
　마음이 대상에 전향할 때 어떤 마음이 있는지 알아차린다.
③ 감각적 욕망(또는 악의, 게으름과 졸림, 들뜸과 후회, 의심)이 있으면 있다고 알아차린다. 감각적 욕망(또는 악의, 게으름과 졸림, 들뜸과 후회, 의심)이 없으면 없다고 알아차린다. 전에 없던 감각적 욕망(또는 악의, 게으름과 졸림, 들뜸과 후회, 의심)이 일어나면 일어난다고 알아차린다. 일어난 감각적 욕망(또는 악의, 게으름과 졸림, 들뜸과 후회, 의심)이 사라지면 사라진다고 알아차린다. 일어난 감각적 욕망(또는 악의, 게으름과 졸림, 들뜸과 후회, 의심)이 제거되면 어떻게 제거되는지 알아차린다.
④ 모든 마음은 일어나면 사라진다는 것을 알아차린다.
⑤ 마음은 조건을 기반으로 일어나고 사라짐을 알아차린다.
⑥ 자신의 마음을 알아차리고, 타인의 마음을 알아차리고, 자신과 타인의 마음을 알아차린다.

　마음의 속성상 한순간에 하나의 대상만을 알아차릴 수 있다. 따라서 위에 제시한 다섯 가지 장애 전부를 한순간 또는 매 순간에 동시에 알아차리는 것이 아님을 이해할 필요가 있다.
　위에 제시한 다섯 가지 장애는 한순간에 하나의 장애가 나타났다가 다음 순간에 사라질 뿐 절대 동시에 나타났다 사라지는 것이 아니다. 또한 오개만 항상 나타나는 것도 아니고 다양한 심리 현상들이 나타났다가 사라진다. 따라서 마음이 대상을 알아차리다가 오개가 대상으로 나타날 때 위와 같이 알아차리면 된다.

　명상의 방법은 다양하지만 저자는 개인적으로 알아차림을 가장 강조한다. 알아차림의 임계점이 올라가면 알고 싶든 알고 싶지 않든 무조건 알게 되는 것이 있기 때문이다.

　알아차림은 현상을 해석하는 데이터가 사유의 수준을 넘어 보편성을 꿰뚫는 수준에 달하는 방법이라고 보기 때문에 명상 시 다른 어떤 것보다도 일어남과 사라짐을 알아차리는 데 에너지를 쓰라고 권한다.

　그런데 실제로 명상을 하다 보면 사유할 때도 많다. 사유에는 두 가지가 있는데 첫째는 망상(잡념)이고 두 번째는 반조(反照)이다. 알아차림 명상에서 망상과 반조는 한 끗 차이일 뿐이다.

　생각은 단순한 기억에서부터 그 기억과 연합된 온갖 부차적인 정보들에 이르기까지 다양하다. 대상을 알아차림 하는 명상을 할 때 가장 이상적인 방법은 그저 그 대상의 일어남과 사라짐을 아는 것이다. 이렇게 단순히 일어남과 사라짐을 알아차림 하다 보면 놀랍게도 현상의 보편성이 꿰뚫어지는 경험을 하고 그것이 바로 지혜임을 알게 된다. 하지만 자극이 발생하면 기억 혹은 기억과 연합된 정보에 알아차림 없이 끌려가는 경우가 많다.

　이런 망상(잡념)은 온갖 상상, 추론, 해석, 계획, 의도 등으로 다양하다.
　이런 망상의 상태에서는 지혜를 계발할 수 없다. 왜냐하면 계속해서 과거 인식의 틀을 사용하고 있어서 현상의 보편성도 꿰뚫어 볼 수 없고, 지금 여기 있는 그대로를 보는 것도 아니며, 자신을 반조해서 다잡지도 못하기 때문이다.

반면, 반조는 망상을 하는 중이거나 명상 대상을 놓치고 넋을 잃고 있는 경우를 알아차렸을 때 자신의 상태를 반성하고, 명상의 이익을 떠올려 보고, 명상의 방법을 되새겨보고, 명상에 대한 의지를 다잡는 것 같은 사고작용이다. 또한 반조는 현상에 대한 알아차림을 했을 때 그 현상에 대해서 경전이나 선생님을 통해서 배웠던 내용과 비교하거나 기억을 떠올리거나 분석하는 것 등을 이른다.

이런 식의 반조는 망상에 비하면 수준 높은 심리상태여서 명상에 임하는 자세를 좀 더 진지하게 만들 수 있는 요인이기는 하지만 역시 알아차림을 더 많이 하는 것과 비교하면 놓치는 부분이 많기 때문에 그다지 권하고 싶지 않다.

반조를 많이 한다고 해서 지혜를 계발할 수는 없다. 이 말은 좋은 이야기를 듣고 좋은 책을 읽었다고 가치관이 쉽게 바뀌지 않는 것과 같다. 좋은 말과 글임에도 불구하고 그 좋은 말과 글이 자신의 내적인 자각과 통찰에서 나온 것이 아니기 때문에 여전히 자신의 앎이 아니고 그 결과 가치관을 바꿀 정도로 힘을 발휘하지 못한다.

주변을 보면 마음 수련에 좋은 정보를 많이 가지고 있음에도 불구하고 마음이 자유롭지 못해 관념에 끌려다니는 사람들을 어렵지 않게 볼 수 있을 것이다. 이 말은 자각은 정보 자체의 질이나 양과만 관련된 문제가 아니라 정보가 가진 내용을 어느 수준으로 체험했는지에 따라 달라지는 것을 의미한다.

따라서 명상 시간에는 망상을 줄이려고 노력하되 가능하면 반조하는 시간도 줄이는 것이 더 바람직하며 오직 알아차림 하는데 더 주의를 기울이길 바란다. 하지만 현실적으로 망상이 자주 일어나거나 명상에 좀 더 노력이 필요한 시기에 아래와 같은 반조는 현실적인 도움이 될 수 있다.

감각적 욕망이 강할 경우 부정(不淨)함을 일으킬 표상을 떠올리면 감각적 욕망은 사그라진다.

'부정함을 일으킬 표상'에 대한 이해를 돕기 위해 다음과 같은 예를 들어 볼 수 있다.

맛있어 보이는 음식을 보면 먹고자 하는 욕구가 강해질 것이다. 하지만 그 음식이 입안에 들어가서 씹힐 때 침과 뒤섞여 있는 모습을 상상해 보라.

누군가 당신과 마주 앉아 음식을 먹다 입안에 들어있는 음식물을 입을 벌려서 보여주려고 한다면 아마도 당신은 그 음식에 대한 욕구가 줄어들거나 먹고 싶지 않을 것이다. 우리가 경험하는 것은 어떤 것의 전 과정을 보는 것이 아니라 단지 우리의 감각 기관에 보기 좋고 듣기 좋은 어떤 상태 같은 일부일 것이다.

하지만 위 음식의 예처럼 만일 음식이 보기 좋게 준비된 상태부터 입안에서 씹히고 위에 들어가 소화되고 배설되는 전 과정을 본다면 과연 우리가 음식에 대해서 지금처럼 욕망을 가질 수 있을까?

만일 위와 같이 음식의 전 과정을 본다면 음식을 먹는 것이 즐거운 과정이라기 보다는 생명을 유지하기 위해 먹어야 하는 번거롭고 성가신 과정이 되고 음식에 대한 욕구는 급격히 줄어들 것이다. 이렇게 욕망 대상의 보고 싶은 면만 보는 것이 아니라 드러나지 않은 모습을 통합적으로 볼 수 있다면 감각적 욕망에 대한 적절한 절제력이 생길 것이다.

악의는 자신의 마음속에 적대감이 있어 다른 대상들을 해치거나 괴롭게 만들고자 하는 의도이다.

피리를 불어 소리가 날 때는 피리를 부는 사람이 그 소리를 가장 먼저 경험한다. 악의 역시 자신의 마음속에서 가장 먼저 악의를 경험한다. 우리가 다른 존재들을 향한 악의를 제거해야 하는 이유는 아주 단순하다. 바로 자신이 그 악의의 희생자가 되지 않기 위해서다.

　악의를 낼 때 에너지가 필요하고 의지를 내야 한다.

　개인이 가진 제한된 에너지로 의지를 내야 악의가 일어날 수 있다면 자신이 가장 먼저 피해자가 될 수밖에 없는 악의를 굳이 낼 필요가 있겠는가?

　자신이 첫 번째 희생자가 되고 에너지 소모가 생기고 의지의 낭비가 생긴다면 악의를 내야 할 이유가 있겠는가?

　게으름과 졸림은 육체적·정신적 에너지가 소진되거나 고갈되었을 때 주로 발생하지만 목적을 잃어버렸을 때 발생하기도 한다. 명상 중에 자주 게으름과 졸림을 경험한다면 육체적·정신적 에너지가 소진되었는지 확인해 보고 만일 그렇다면 충분한 휴식을 통해서 먼저 에너지를 충전하길 권한다.

　단기적으로는 의지를 가지고 모든 필요한 역할과 일을 수행할 수도 있겠지만 결국 에너지가 고갈된 상태라면 아무리 의지가 뛰어나도 의지만 가지고는 극복할 수 없는 일이 생긴다. 몸이 상할 수도 있고 정신적으로 다른 것에 전혀 의지를 낼 수 없는 상태가 반드시 오기 때문에 에너지 관리를 철저히 할 필요가 있다. 만일 육체적·정신적 에너지 고갈의 문제가 아님에도 불구하고 게으름과 졸림을 경험한다면 그것은 왜 명상을 하는지에 대해 스스로 목적을 찾지 못했기 때문일 수 있다. 이런 경우라면 억지로 명상을 하기보다 자신에게 명상은 어떤 의미가 있으며 왜 명상을 해야 하는지 질문하고 답을 찾아보는 시간을 가져보길 권한다.

　자신의 정체성이 무엇인지, 삶의 목적이 무엇인지, 인간은 왜 희로애락으로부터 자유로울 수 없는지, 인간은 왜 생사에서 자유롭지 못하는지 등과 같은 삶의 문제를 해결하고자 하는 절박함이 없다면 명상 시간은 지루하고 졸린 시간이 될 수밖에 없을 것이다.

들뜸과 후회는 마음이 안정되지 못하여 자극에 일희일비할 때 생기는 심리현상이다.

삶의 전 과정은 철저히 원인과 결과의 흐름일 뿐 그 어디에도 원인 없는 결과가 생길 수 있는 여지는 없다. 그렇다면 들뜸과 후회는 인과를 정확히 꿰뚫어 알지 못할 때만 생긴다는 것을 알 수 있을 것이다. 어떤 일에 기대를 가지고 있다면 마음이 들뜰 것이다.

하지만 아무리 기대를 가져도 자신이 원하는 수준의 결과를 만들어낼 수준의 원인을 짓지 않았다면 결과 역시 원하는 수준으로 얻지 못할 것이다. 그래서 기대한 수준만큼 실망을 경험할 것이다.

어떤 일에 안정되지 못하는 경우는 현재 하고 있는 일에 집중하지 못하고 다른 어떤 일에 마음이 가 있는 상태이다. 그러한 상태에서는 현재 하고 있는 일에 온전히 집중하기 힘들고 현재를 소홀히 여겨 인생을 소모하기 쉽다.

그런데 많은 이들은 여전히 몸은 여기에서 어떤 일을 하거나 어떤 대상과 마주하고 있지만 마음은 다른 곳에 있는 경우도 많다. 이 경우라면 현재에 온전히 살지 못하기에 마음이 들뜨게 될 것이다. 만일 자신이 이러한 상태라면 매 순간 매 상황에 전념하는 것보다 더 온전한 삶의 형태가 있는지 자문해 보길 권한다. 몸과 마음이 지금 여기에 머무는 것보다 온전한 삶이 있을 수 없다는 것을 이해하게 될 것이다.

후회는 자신이 선택하고 경험한 결과에 대해서 인정하지 못하는 마음이다.

무명이라는 말을 많이 하는데 과거를 모르는 것도 무명이다. 지금 여기 현재에서 경험하고 있는 결과는 이전 시점 즉 과거에 이미 지어놓은 원인이 적절한 때가 되어 결과로 드러난 것이다.

현재를 있는 그대로 받아들이지 못하고 후회한다는 말은 인과를 부정한다는 말과 같다. 의식적으로 인과를 부정하지 않을지라도 지혜가 없어 조건 따라 발생하는 인과의 법칙을 인정하지 못하기 때문에 어리석다고 말하고 그것을 무명이라고 한다.

무명은 지혜가 없는 상태인데 무명(지혜 없음)과 명(지혜)은 인과를 대하는 자세에서 바로 드러난다. 현재의 결과를 인정하지 못하는 것은 과거를 부정하는 무명과 같다. 그러므로 어떠한 경우에도 후회로 삶을 소모하지 말고 경험을 통해 배운다는 생각을 하면 모든 경험은 그 자체로서 가치가 있을 것이다.

명상에서 말하는 의심은 누군가를 의심하는 것 혹은 어떤 상황을 미심쩍어하는 것을 의미하는 것이 아니다.

명상을 배우다 보면 우리의 관념과 다르게 아주 단순하고 반복적인 수행법을 제시하고 연습하도록 한다. 보통 명상에 환상을 갖거나 신비감을 갖고 접근하는 경우가 많은데 그런 의식 상태에서는 뭔가 특별하고 자신의 예상을 뛰어넘는 수행법이 있을 거라고 기대하는 경우도 많다.

하지만 명상의 수행법 자체는 아무리 종류가 많고 방법이 다양해도 핵심은 단순해서 특별할 것이 없다. 오히려 우리가 일상에서 행하고 경험하는 모든 것이 명상의 대상이기 때문에 단지 기존과 같이 바라보는 것이 아니라 현상의 속성을 꿰뚫어 보는 알아차림이 추가되었을 뿐이다.

예를 들어, 호흡을 알아차리는 명상은 마시는 숨, 멈춤, 내쉬는 숨, 멈춤을 알아차리면 된다. 그럼 명상 초심자 입장에서 어떻게 호흡을 알아차리는 단순한 방법을 통해서 통찰이 생기고 삶의 지혜가 생길까 하는 의구심이 들 수도 있을 것이다.

　진리가 이렇게 단순한 일상적인 것, 특별하지 않은 것을 알아차림 하는 수준에서 드러나는 것이라면 왜 그동안 몰랐을까 하는 마음도 들 것이다. 진리가 초월적일 것이라는 생각이 드는 이유는 명상 방법의 문제라기보다는 있는 그대로 알아차림 하는 법을 배워본 적이 없어서 관념적인 방식으로 명상을 바라볼 수밖에 없었기 때문일 것이다.

　우리는 모든 것은 엄연히 변화하는데도 불구하고 막연하게 동일 속성이 유지되는 것인 줄 알고 살아간다.

　모든 것이 변화된다는 것을 머리로 모르는 것이 아니라 머리로 알아도 마음속 깊은 곳에서 여전히 '같다'라는 인식이 지속되기 때문인데 이렇게 보는 방식을 관념적인 방식이라고 한다. 모든 것이 변화하고 있다는 것을 매 순간 인지한다면 '비슷한 것도 같은 것은 아니고 변화의 정도가 작을지라도 현상이 동일하다고 볼 수 없다'는 단순한 사실이 모든 번뇌를 부순다는 의미도 이해가 될 것이다.

　그런데 같은 속성이 유지되어야 한다고 믿고 있던 어떤 대상이나 사람, 현상이 자신의 기대를 벗어나서 달라지면 변화를 받아들이지 못하고 당황하고, 저항하고, 심하면 울부짖고 절규하게 되는 것이다.

　생사를 대하는 자세나 애착의 대상을 떠나보낼 때의 태도를 보면 우리는 모든 것은 변화된다는 것을 머리로 알 뿐 진정으로는 모르고 있다는 것을 느끼게 된다.

모든 것이 변화한다는 것을 진정 안다면 왜 생(生)은 기뻐하고 사(死)는 괴로워하는가?

왜 애착의 대상이 곁에 있을 때는 즐거워하고 떠나갈 때는 괴로워하는가?

모든 것을 있는 그대로 볼 수 있다면 모든 변화하는 상태를 대하는 마음이 평정해야 하지 않을까?

'진리가 너무 단순하지 않은가?', '이렇게 단순한 명상 방법을 배우고 연습한다고 해서 자각이 생기거나 통찰이 생길까?', '더 나아가서 자신을 자유롭게 할 수 있을까?' 하는 의심이 남는다면 이것 하나만 기억하고 의심에서 벗어나 보길 바란다.

대상을 알아차림 하는 단순한 명상법을 통해서 '모든 현상은 조건 따라 일어났다가 사라지고, 끊임없이 변화할 뿐이며, 동일 속성이 유지되지 않는다.'는 것을 알 수 있다.

만일 이렇게 알았는데도 인생에서 마음을 괴롭히는 문제가 있을 수 있겠는가?

이렇게 단순한 진리를 스스로의 알아차림을 통해서 검증해 내기만 하면 명상법과 명상의 효과에 대한 의심은 자리 잡을 곳이 없을 것이다. 따라서 오직 우리가 할 일은 '될까 안 될까 의심'하는데 시간과 에너지를 뺏길 것이 아니라 실천을 통해 스스로 검증해 보는 것뿐이다.

2) 다섯 가지 무더기 알아차림

다섯 가지 무더기(五蘊, 오온)는 존재를 구성하는 다섯 가지 무더기라는 의미이다.

사람을 가장 단순하게 구분하면 육체와 정신의 무더기로 볼 수 있다.

정신을 좀 더 세부적으로 구분하면 느낌, 인식, 의도(의지 작용), 아는 기능으로 이루어져 있다.

이렇게 존재를 육체와 정신으로 구분할 때 정신을 위의 네 가지로 세분하고 거기에 육체를 더하면 총 다섯 개의 무더기가 된다. 그래서 오온은 육체(色, 색), 느낌(受, 수), 인식(想, 상), 의도(行, 행), 아는 기능(識, 식)이다. 오온은 사람은 육체를 가지고 있으면서 정신적으로 느낌의 기능, 인식의 기능, 의도의 기능, 아는 기능을 하는 육체와 정신의 조건적 결합체를 이른다.

이런 각각의 기능을 무더기로 표현해서 다섯 가지 무더기라는 의미에서 오온(五蘊)이라고 부른다. 즉, 육체의 무더기, 느낌의 무더기, 인식의 무더기, 의도의 무더기, 아는 기능의 무더기를 오온이라고 부르고 그것을 우리의 관념체계에서 사람, 소, 이것, 저것 식의 다양한 명칭으로 실체화해서 부르고 고정불변의 실체가 있는 것처럼 느끼는 것이다.

오온을 이해할 때 육체, 느낌, 의도는 이해하기 어렵지 않은데 '인식'과 '아는 기능'에 대해서는 혼돈하는 경우가 많다.

어떤 차이가 있는지 명확한 이해를 돕기 위해 인식의 과정을 한 번 들여다보자.

우리가 최초에 어떤 사물을 볼 때 그 사물이 무엇인지 판단하기 위해서는 과거 정보가 필요하다. 만일 과거 정보를 검색해 봤을 때 그 사물에 대한 정보가 없다면 그것을 무엇이라고 이름 짓거나 규정할 수 없을 것이다. 그래서 우리가 무엇인가를 인식한다는 의미는 어떤 형태로든 경험을 통한 정보가 있다는 뜻이고 그 경험에 의해서 그 대상에 대한 기억이 형성되어 있는 상태를 말한다.

예를 들어, A라는 글자를 한 번도 본 적이 없었던 사람이 A를 처음 보면 그는 그것이 무엇인지 모른다. 그저 규정할 수 없는 어떤 형체만 인지할 뿐 그것의 의미를 규정하거나 해석하는 것은 불가능하다. 이때는 인식이 되지 않은 상태다.

따라서 우리가 무엇인가를 인식한다는 것은 지금 여기에서 받아들인 감각 정보와 기존에 기억된 정보와의 일치율(Match Rate)을 통해서 어느 수준으로 두 정보가 일치하느냐를 두고 인식이 결정되는 것이다. 위 A의 예를 여기에 적용하면 이전에 A자 형태의 사다리를 본 적이 있는 사람은 A라는 글자를 본 순간 그의 인식은 A자형 사다리가 될 확률이 높다. 하지만 그가 본 사다리가 A자형이더라도 이 A라는 글자와 비교했을 때 중간에 여러 개의 발판이 있다면 100% 사다리라는 인식이 생기지는 못하고 일정 비율의 일치율로 즉 비슷한 어떤 것으로 인식이 되는 것이다.

이것이 인식의 구조이다. 즉, 인식은 과거 감각 정보를 통해서 규정된 정보와 현재 감각 정보와의 비교를 통해서 선택된 주관적 정보라고 보면 이해가 쉽다.

그리고 과거의 경험을 통해 규정된 정보에는 다양한 해석이 덧붙어 있다.

따라서 우리는 지금 여기서 무엇을 경험하든 있는 그대로의 경험을 하지 못하고 대부분 인식이라는 과정을 통한 주관적인 경험만 하고 있을 뿐이다.

이를 도식화하면 '과거 감각 정보+과거 정보에 대한 해석+현재 감각 정보에 대한 비교=인식' 인 셈이다. 인식을 이해했다면 아는 기능은 이해가 어렵지 않다.

위에서 A라는 글자를 한 번도 본 적이 없었던 사람이 A를 처음 보면 그는 그것이 무엇인지 모르고 무엇이라고 규정할 수 없는 어떤 형체만 인지할 뿐이라고 했다. 아는 기능은 눈이라는 감각 기관이 받아들인 정보를 '인식'하는 방식으로 아는 것이 아니라 '규정이 안 되는 어떤 것이 시각을 통해서 들어왔음을 아는 것'을 의미한다.

이 책의 초두에서 마음을 '대상을 아는 것'이라고 정의했던 것을 기억하는가?

여기서 말하는 아는 기능이 바로 이 '대상을 아는 것'을 의미하고 한자로는 식(識)이다. 기능적인 측면에서 보면 '아는 기능'이기에 이해를 돕기 위해 아는 기능이라고 설명하고 존재의 기능적인 측면에서 볼 때는 아는 기능이 쌓여서 존재의 활동이 지속되기 때문에 아는 기능의 무더기(識蘊, 식온)라고 표현한 것이다.

[구체적 명상 수행 방법]

① 명상 자세를 취한 뒤 강한 대상에 마음을 전향한다.
② 마음이 강한 대상에 집중함을 알아차린다. 마음이 처음 대상을 놓치고 다른 대상으로 전향함을 알아차린다. 마음이 대상에 전향할 때 어떤 마음이 있는지 알아차린다.
③ 육체와 정신의 모든 현상을 알아차린다.

　물질인 육체를 알아차림 할 때는 3단계로 알아차린다.
　1단계: 이것은 물질이라고 알아차린다.
　2단계: 이것은 물질의 일어남이라고 알아차린다.
　3단계: 이것은 물질의 사라짐이라고 알아차린다.

　정신인 느낌을 알아차림 할 때는 3단계로 알아차린다.

1단계: 이것은 느낌이라고 알아차린다.
2단계: 이것은 느낌의 일어남이라고 알아차린다.
3단계: 이것은 느낌의 사라짐이라고 알아차린다.

정신인 인식을 알아차림 할 때는 3단계로 알아차린다.
1단계: 이것은 인식이라고 알아차린다.
2단계: 이것은 인식의 일어남이라고 알아차린다.
3단계: 이것은 인식의 사라짐이라고 알아차린다.

정신인 의도(의지 작용)를 알아차림 할 때는 3단계로 알아차린다.
1단계: 이것은 의도라고 알아차린다.
2단계: 이것은 의도의 일어남이라고 알아차린다.
3단계: 이것은 의도의 사라짐이라고 알아차린다.

정신인 아는 기능 알아차림 할 때는 3단계로 알아차린다.
1단계: 이것은 아는 기능이라고 알아차린다.
2단계: 이것은 아는 기능의 일어남이라고 알아차린다.
3단계: 이것은 아는 기능의 사라짐이라고 알아차린다.

④ 모든 마음은 일어나면 사라진다는 것을 알아차린다.
⑤ 마음은 조건을 기반으로 일어나고 사라짐을 알아차린다.
⑥ 자신의 마음을 알아차리고, 타인의 마음을 알아차리고, 자신과 타인의 마음을 알아차린다.

3) 여섯 가지 감각 장소 알아차림

여섯 가지 감각 장소(六處, 육처)는 다섯 가지 육체적 감각 기관인 오감과 마노라고 불리는 아는 역할을 하는 정신적 감각 기관을 통칭한 것이다.

마노(Mano, 意, 의)는 아는 기능을 하는 마음이다. 오온에서는 마노와 같은 것이 식(識)이다. 오감을 통해서 들어온 육체적 정보를 바탕으로 다양한 마음이 일어나지만 정신적 기능인 마노의 정보를 바탕으로도 다양한 마음이 일어난다.

여섯 가지 감각 장소에 대한 알아차림은 각 감각 기관과 그들의 기능을 통해서 느껴진 감각이 어떻게 속박을 만들며, 만들어진 속박을 어떻게 제거해야 하는지 알아차림 하는 명상법이다.

마음은 대상이 없이 그냥 일어나지 못하고 반드시 대상과 동시에 일어난다. 일반적 인식에서는 선후 관계를 생각해서 '닭이 먼저냐 달걀이 먼저냐' 시비하지만 명상에서는 마음은 대상과 동시에 발생하고 동시에 소멸한다고 본다. 대상이 생기면 마음도 생기고 대상이 사라지면 마음도 사라진다.

여섯 가지 감각 장소에 대한 알아차림 명상에서는 감각 대상에 대해 집착이 일어나는 과정을 알아차림 하도록 한다.

[구체적 명상 수행 방법]
① 먼저 명상 자세를 취한다.
② 눈을 알아차림 한다.
③ 눈의 대상(형체, 색 등)을 알아차림 한다.
④ 눈의 대상을 경험한 뒤 어떤 심리현상(긍정, 부정, 중립)이 생기는지

알아차림 한다.
⑤ 마음을 속박하는 심리현상(집착)이 어떻게 일어나는지 알아차림 한다.
⑥ 마음을 속박하는 심리현상(집착)을 알아차린 후 그러한 심리현상이 사라짐을 알아차림 한다.
⑦ 마음을 속박하는 심리현상이 어떻게 사라지는지 알아차림 한다.
⑧ 마음을 속박하는 심리현상이 어떻게 다시 일어나지 않는지 알아차림 한다.

다른 대상에 대한 알아차림 역시 동일한 방식으로 눈 대신 다른 대상을 알아차림 하는 것으로 대체하면 된다.
다른 대상은 귀, 코, 혀, 몸, 마노이다.

4) 일곱 가지 깨달음의 요소 알아차림

일곱 가지 깨달음의 요소(七覺支, 칠각지) 역시 알아차림 명상의 대상이 된다.
이름에 현혹되지 않도록 경계하는 의미에서 부연 설명을 한다.
알아차림 명상은 처음부터 끝까지 마음이 대상을 알아차림 함으로써 현상의 일어남과 사라짐을 꿰뚫어 알고, 어떤 현상에서도 주재자를 찾아볼 수 없고, 현상 자체의 동일 속성을 유지시키는 자아도 찾아 볼 수 없고, 모든 것은 서로를 조건 삼아 일어나고 사라질 뿐임을 깨닫기 위한 방법론이다.

이론적으로 깨달음의 과정을 설명하면 위와 같이 마음이 대상을 알아차리는 과정에서 현상에 대한 애착이 놓이게 된다. 그럼 어느 순간 마음의 작용이 끊어지는 것을 경험하게 되고 이때가 자각의 순간이다. 이 자각의 순간에 대한 이견도 많으므로 위에 설명한 방법은 그중 하나라고만 이해하기 바란다.

알아차림 명상법에서 많은 알아차림의 대상을 제시한 것은 모든 대상을 알아차림 하라는 의미가 아니다. 어떤 대상을 통해서도 알아차림 연습을 할 수 있고 어떤 대상이든 자신의 알아차림을 향상시키는데 수월하다면 그 대상을 통해서 알아차림의 수준을 높여가라는 말이다.

칠각지라고 부르는 일곱 가지 깨달음의 요소도 이것들 자체를 알아차림 하는 것이 깨달음을 얻는데 더 효율적일 것이라고 생각할 필요는 없다. 이 대상들 역시 깨달음을 향해 가는 여정에서 자연스럽게 경험되는 현상들이고, 이러한 현상들도 알아차림의 대상으로 삼을 수 있으며, 이러한 대상들을 알아차림 하는 것이 자신의 성향과 잘 맞으면 알아차림이 더 수월할 수 있으므로 적극 활용하라는 의미이다.

명상 수행을 하다 보면 칠각지에서 예를 들어 준 것 같은 다양한 육체적·정신적 현상들을 경험한다. 상당히 초월적인 경험을 할 때도 있다. 알아차림과 집중이 높아지면 더 이상 자신의 몸을 지각할 수 없을 때도 있고 몸이 있다는 생각 자체가 들지 않기도 한다.

신비로운 현상들은 열거할 수 없을 만큼 다양하고 사람이나 조건에 따라서 변화무쌍하다. 하지만 이 모든 것들도 조건을 기반으로 생멸할 뿐임을 알면 그 어떤 것에도 마음이 머물 수 없다.

일곱 가지 깨달음의 요소는 염각지(念覺支)로 불리는 알아차림의 깨달음의 구성 요소, 택법각지(擇法覺支)로 불리는 법(法)을 선택하는 깨달음의 구성 요소, 정진각지(精進覺支)로 불리는 노력의 깨달음의 구성 요소, 희각지(喜

覺支)로 불리는 희열의 깨달음의 구성 요소, 경안각지(輕安覺支)로 불리는 심신 편안함의 깨달음의 구성 요소, 정각지(定覺支)로 불리는 삼매의 깨달음의 구성 요소, 사각지(捨覺支)로 불리는 평정의 깨달음의 구성 요소가 있다.

[구체적 명상 수행 방법]
① 알아차림의 깨달음의 구성 요소 알아차림 명상법
- 알아차림의 깨달음의 구성 요소가 있을 때 알아차림의 깨달음의 구성 요소가 있다고 알아차린다.
- 알아차림의 깨달음의 구성 요소가 없을 때 알아차림의 깨달음의 구성 요소가 없다고 알아차린다.
- 전에 없던 알아차림의 깨달음의 구성 요소가 어떻게 일어나고 사라지는지 알아차린다.

② 법을 선택하는 깨달음의 구성 요소 알아차림 명상법
- 법을 선택하는 깨달음의 구성 요소가 있을 때 법을 선택하는 깨달음의 구성 요소가 있다고 알아차린다.
- 법을 선택하는 깨달음의 구성 요소가 없을 때 법을 선택하는 깨달음의 구성 요소가 없다고 알아차린다.
- 전에 없던 법을 선택하는 깨달음의 구성 요소가 어떻게 일어나고 사라지는지 알아차린다.

③ 노력의 깨달음의 구성 요소 알아차림 명상법
- 노력의 깨달음의 구성 요소가 있을 때 노력의 깨달음의 구성 요소가 있다고 알아차린다.
- 노력의 깨달음의 구성 요소가 없을 때 노력의 깨달음의 구성 요소

가 없다고 알아차린다.
- 전에 없던 노력의 깨달음의 구성 요소가 어떻게 일어나고 사라지는지 알아차린다.

④ 희열의 깨달음의 구성 요소 알아차림 명상법
- 희열의 깨달음의 구성 요소가 있을 때 희열의 깨달음의 구성 요소가 있다고 알아차린다.
- 희열의 깨달음의 구성 요소가 없을 때 희열의 깨달음의 구성 요소가 없다고 알아차린다.
- 전에 없던 희열의 깨달음의 구성 요소가 어떻게 일어나고 사라지는지 알아차린다.

⑤ 심신 편안함의 깨달음의 구성 요소 알아차림 명상법
- 심신 편안함의 깨달음의 구성 요소가 있을 때 심신 편안함의 깨달음의 구성 요소가 있다고 알아차린다.
- 심신 편안함의 깨달음의 구성 요소가 없을 때 심신 편안함의 깨달음의 구성 요소가 없다고 알아차린다.
- 전에 없던 심신 편안함의 깨달음의 구성 요소가 어떻게 일어나고 사라지는지 알아차린다.

⑥ 삼매의 깨달음의 구성 요소 알아차림 명상법
- 삼매의 깨달음의 구성 요소가 있을 때 삼매의 깨달음의 구성 요소가 있다고 알아차린다.
- 삼매의 깨달음의 구성 요소가 없을 때 삼매의 깨달음의 구성 요소가 없다고 알아차린다.
- 전에 없던 삼매의 깨달음의 구성 요소가 어떻게 일어나고 사라지

는지 알아차린다.
⑦ 평정의 깨달음의 구성 요소 알아차림 명상법
- 평정의 깨달음의 구성 요소가 있을 때 평정의 깨달음의 구성 요소가 있다고 알아차린다.
- 평정의 깨달음의 구성 요소가 없을 때 평정의 깨달음의 구성 요소가 없다고 알아차린다.
- 전에 없던 평정의 깨달음의 구성 요소가 어떻게 일어나고 사라지는지 알아차린다.

평정의 깨달음의 구성 요소를 알아차리면 모든 존재는 자신이 지은 원인에 대한 결과를 경험하고 있으므로 어느 누구도 차별할 수 없음을 안다. 평정심에 대해 아래와 같은 이해가 생기면 차별하는 마음을 낼 수 없음을 이해하기 쉬울 것이다.

고귀하거나 건강한 사람은 고귀하거나 건강할 원인을 지었기에 그에 대한 결과를 경험하고 있으므로 그것을 부러워할 필요도 없고 미천하거나 건강하지 않은 사람은 미천하거나 건강하지 않을 원인을 지었기에 그에 대한 결과를 경험하고 있으므로 무시할 필요가 없다.

각자가 원인에 따른 결과를 경험할 뿐임을 알 때 차별하는 마음이 일어날 수 없다.

또한 생멸하는 현상에 예외가 없기에 차별할 수 없음을 안다.

존재하는 모든 것은 흥망성쇠를 경험한다. 어떤 것도 영원한 것이 없으며 어떤 상태도 영원히 유지되지 않는다. 단편적인 시간과 공간의 시각에서는 차별이 있을 수 있지만 모든 것은 길든 짧든 일정 기간만 특정 상태를 유지하다 결국 쇠퇴하기 마련이다.

이와 같이 상태가 변화하는 것들에 어떤 차별상을 둘 수 있겠는가?

5) 네 가지 성스러운 진리 알아차림

네 가지 성스러운 진리(四聖諦, 사성제)는 우리에게 사성제로 잘 알려진 고성제(苦聖諦), 집성제(集聖諦), 멸성제(滅聖諦), 도성제(道聖諦)를 이른다.

붓다의 깨달음이 무엇인지에 대한 다양한 논쟁이 있지만 대다수 전문가들은 붓다 깨달음의 정수가 사성제라는 부분에 동의한다.

사성제는 생사의 문제에 직면했던 인간 고오타마 싯다르타가 불사(不死)의 법을 구하는 구도 여정의 마지막에 더 이상 괴로움의 여지를 남기지 않았음을 자신의 지혜를 통해 알고 최상의 깨달음이라고 선언한 법이다.

인간은 모두 예외 없이 생로병사의 과정을 거치는데 이 네 과정에 대한 근원적인 고뇌와 맞닥뜨려 본 적이 없는 사람은 사실 진지한 수행을 하기가 어렵다. 현재 상태에서 한계를 느끼기 전에는 현실을 개선하거나 탈출하려는 의지를 낼 필요가 없듯이 명상과 수행의 과정도 지금 자신이 경험하는 현재를 행복하다고 느끼거나 가치가 있다고 느끼는 삶에서는 굳이 자신을 돌아볼 이유가 없다.

명상과 수행의 동기는 지금까지 '나', '나의 것', '나의 선택'이라고 믿어왔던 모든 것들에서 어떤 모순과 불일치를 발견하면서 삶의 불만족과 한계, 자신의 모든 것들에 대한 근본적인 회의를 가지면서 비로소 시작된다.

훗날 '깨달은 자'라는 의미의 붓다(Buddha)가 된 고오타마 싯다르타는 세속에서 왕자의 신분으로 부귀영화를 누렸다. 우연한 기회에 생사의 문제와 마주하면서 자신의 부귀영화가 한시적이라 영속될 수 없고 자신과 관계된 모든 것들이 그러할 수밖에 없음을 직시한 후에야 삶의 한계를 보기 시작하면서 그의 구도여정이 시작된 것이다.

사성제는 문제를 진단하는 네 단계 논리 전개 방식에 근거하고 있다고 볼 수 있다.

예를 들어 어떤 사람이 아프다고 하자. 의사가 환자를 보면 이런 과정을 거칠 것이다.

먼저 환자가 아픈 것을 확인한다. 그리고 환자가 아픈 원인을 찾는다. 다음으로 환자의 병이 나을 수 있다고 위로한다. 마지막으로 병이 나을 수 있는 구체적인 방법들을 제시한다.

위의 논리 전개 방식을 사성제에 대입해 보자.

삶에 괴로움이 있음을 확인한다. 그리고 삶에 괴로움을 주는 원인을 찾는다. 다음으로 삶의 괴로움이 해결될 수 있다고 위로한다. 마지막으로 삶의 괴로움을 해결할 수 있는 구체적인 방법들을 제시한다.

문제를 확인하고, 진단하고, 해법이 있음을 천명하고, 구체적인 해법을 제시한 것이 사성제이다.

사성제는 현대를 사는 우리에게도 적용할 수 있는 방법이다.

우리는 제각기 다른 인생의 문제를 안고 있다. 그리고 다양한 방식으로 삶의 크고 작은 문제들을 해결하려 한다. 하지만 아직도 우리가 인생의 문제들을 근원적으로 뿌리 뽑지 못하는 이유는 위의 첫 번째 단계인 고성제, 즉 '삶의 괴로움'에 대해서 진정으로 이해하지 못하고 있기 때문이다.

우리가 입버릇처럼 '사는 게 힘들다'고 말하지만 진심으로 마음속 깊은 곳에서까지 그렇게 절실하게 와 닿지 않기 때문에 다람쥐 쳇바퀴 도는 삶을 반복하는 것으로 볼 수도 있다. 우리들 대부분의 삶은 이미 의식주가 해결된 상태이고 특별히 육체적으로나 정신적으로 한계를 경험할 일이 많지 않기 때문에 힘들다고 하더라도 그런대로 살만하여 명상이나 수행할 정도의 마음이 생기지 않을 수 있다는 의미이다.

 우리가 인생에서 괴로움이나 허무함 때문에 삶의 한계를 가슴 깊이 느낀다면 이전과 같은 방식으로는 살 수 없을 것 없다. 왜냐하면 한계 상황에 대한 경험으로 가치가 바뀌기 때문에 그 이전까지 가치로 다가왔던 것들이 더 이상 가치로서 의미를 잃게 되고 자신의 내면을 충족시킬 가치를 찾기 전까지는 더 이상 행복이나 만족을 경험할 수 없기 때문이다.
 이때가 되어서야 비로소 자신이 누구인지에 대한 의문, 삶의 목적이 무엇인지에 대한 의문이 생기게 된다.
 이 말이 이해되지 않는다면 스스로에게 아래의 질문을 해 보라.
 '나는 누구인가?'
 '나는 왜 사는가?'
 위 질문을 던졌을 때 답을 내놓을 수 없어 가슴이 답답해지는 경험을 하는 사람도 있고 전혀 와 닿지 않는 사람도 있을 것이다. 이런 질문을 통해서 자신이 삶에 대한 본질적 문제들에 대해서 진정으로 알고자 하는지 객관적으로 판단할 수 있을 것이다.
 현대인들에게 명상과 수행을 지도하기 어려운 이유 중의 하나는 많은 사람이 아직도 자신의 내면을 보고자 하는 열망이 충분치 않아서이다. 명상과 수행에 관심이 있다거나 명상과 수행을 하고 있다는 사람들 중에서도 아직까지 명상과 수행을 자신이 설정한 자아를 강화시키는 수단으로 활용하고 있다는 것을 모르고 있는 경우도 있다.

이는 마치 자신의 가치를 높인다는 착각에서 명품을 사는 것과 크게 다를 것이 없다. 과거에 명품이라는 것들로 자신의 가치를 높인다고 착각했다면 최근에는 명상과 수행이라는 아이템으로 명품을 대체하는 경우로 볼 수도 있다.

사성제에서 말하는 네 가지 성스러운 진리를 하나씩 짚어보자.

첫째로, 왜 삶이 괴로움인지를 규명한 성스러운 진리인 고성제(苦聖諦)를 보자.

전통적으로 인도인의 사유체계 내에서 삶을 바라보는 방식은 '괴로움' 이었다. 현대식 교육을 받은 이들은 이것이 너무 염세(厭世)적이라고 생각할 수도 있다. 그러나 고성제는 삶에는 괴로움뿐만 아니라 즐거움도 있는데 굳이 삶을 괴로움으로 보는 단편적인 시각이 아니다.

우리가 생각하는 방식으로 삶에 괴로움과 즐거움이 함께 있다고 가정해 보자.

이해를 돕기 위해 인생을 100으로 볼 때 괴로움을 50, 즐거움을 50으로 설정하자. 일단 보통의 우리가 인정하듯 50은 괴로움이다. 그럼 나머지 50이 우리가 생각하듯 즐거움이 아닌 것만 논증하면 왜 인도인들이 삶을 괴로움이라고 봤는지 이해될 것이고, 삶을 염세적으로 보기 때문에 그렇게 보는 것이 아니라는 것도 이해할 수 있을 것이다.

즐거움 50을 언제 느끼는지 생각해 보자.

우리가 원하는 어떤 것을 먹고 마실 수 있을 때, 가질 수 있을 때, 할 수 있을 때, 가고자 하는 곳을 갈 수 있을 때 우리는 즐거움을 느낀다.

그런데 그것이 불가능하게 되었을 때는 어떠한가? 내가 즐거움을 느끼던 모든 것들이 바로 나에게 괴로움으로 다가오지 않는가?

즉, 우리가 느끼는 즐거움은 그 자체로 즐거운 것이 아니라 자신이 관념적으로 형성해 놓은 조건이 만족될 때만 즐겁다는 조건이 붙는 것이다. 삶을 '고'로 봤던 진정한 이유는 '삶을 통제할 수 없음'에서 오는 근본적 한계를 직시했기 때문이다. 어떤 것도 우리의 기대처럼 유지되지 않고 영속되지 않는다. 그것이 근본적인 고이다.

이 외에도 다양한 고가 있다. 다양한 고에 대한 설명은 도성제의 팔정도 편에서 설명하기로 한다.

둘째로, 괴로움이 일어나는 원인을 규명한 성스러운 진리인 집성제(集聖諦)를 보자.

마음을 있는 그대로 볼 수 있다면 삶에서 일차적인 괴로움은 있을지 몰라도 이차적인 괴로움과 그 이상의 괴로움은 일어나지 않는다. 여기서 말하는 일차적인 괴로움은 육체가 가진 감각기능에 의한 괴로움을 이른다.

정신적 각성을 통해 마음의 집착을 내려놓은 성인(聖人)일지라도 일차적인 괴로움을 피할 수 없다. 집성제에서 말하는 괴로움의 원인은 이런 일차적인 원인에서 기인되는 것을 의미하는 것이 아니다. 오히려 이차적이거나 그와 연관된 의식 수준에 따라 해석이 왜곡되어 생기는 부차적인 괴로움의 원인들을 말한다.

현상과 대상 자체는 가치 중립적일 뿐이다. 그러나 현상과 대상을 어떻게 해석하는지에 따라 괴로움이 일어날 수도 있고 일어나지 않을 수도 있다.

쉬운 예를 하나 들어 보자.

살을 에는 추위나 숨이 턱턱 막히는 더위는 그 자체로 괴로움인가?

이것은 인간의 육체적인 조건에는 괴로움으로 작용할 수 있지만 그 자체로는 괴로움도 즐거움도 아니다. 항상 추운 곳에 살고 있던 동물에게 살을 에는 추위가 없으면 괴로워지고, 항상 더운 곳에 살고 있던 동물에게 숨이 턱턱 막히는 더위가 없으면 괴로워지기 때문이다.

만일 어떤 현상이나 대상 자체가 본질적으로 괴로움이나 즐거움이라면 모든 조건에서 모든 현상과 대상은 동일하게 경험되겠지만, 실상은 전혀 그렇지 않다는 것을 우리는 경험을 통해 알고 있다. 따라서 현상이나 대상 자체는 가치 중립적이지만 조건에 매인 존재들은 특정 조건에서만 괴롭거나 즐겁다고 느끼는 것을 알 수 있다.

다시 괴로움이 일어나는 원인을 규명한 진리인 고성제로 돌아가 보자.

위에서 이미 모든 현상과 대상은 가치중립이라고 했다. 따라서 현상이나 대상 자체를 왜곡되게 해석하는 것이 괴로움의 원인임을 알 수 있을 것이다.

인간은 오감이라는 물리적 감각과 마음이라는 정신적 감각을 지닌다. 이러한 여섯 감각의 문을 통해 들어오는 모든 경험은 가치중립적이다. 그러나 이 경험들을 어떻게 해석하는지에 따라 우리는 지옥을 경험할 수도 있고 천국을 경험할 수도 있다.

감각 기관이 감각 대상을 감지하면 마음이라는 정신기능이 그것들을 해석하는데 편중되게 해석하면 그 경험은 고통스러운 경험이나 즐거운 경험이 되는 것이고, 가치 중립적으로 해석하면 그 경험은 즐겁지도 괴롭지도 않은 경험이 된다.

이와 같이 괴로움이 일어나는 원인을 통찰해 낸 진리가 고성제이다.

어떤 수행자들은 마음이 산란해진다는 이유로 애착의 대상을 보지 않으려 한다. 그래서 인적인 드문 곳으로 가서 혼자 수행하기도 하고 의도적으로 마음이 산란해지는 대상을 피하기도 한다.

물론 수행 초기에는 이런 절제가 필요하다는 것을 인정한다. 하지만 인간이 오감과 마음을 가지고 있는데 마음에 걸림이 생길 때마다 회피하는 것만이 상책일까? 만일 회피하는 것으로 마음이 해탈할 수 있다면 처음부터 눈과 귀 같은 감각 기능을 안 쓰거나 감각 자체의 기능을 없애버리면 될 것 아닌가? 즉, 해탈의 핵심은 감각 기관이나 감각 대상의 문제가 아니라 그것을 해석하는 마음에 있다고 봐야 한다는 말이다.

감각 기관과 감각 대상은 가치 중립적이므로 존재에게 정신적 괴로움을 만드는 직접 원인이 아니다. 현상을 이해하는 마음의 수준에 따라 가치 중립적인 현상과 대상이 괴로움의 원인이 될 수도 있고 그렇지 않을 수도 있다.

셋째로, 괴로움의 소멸을 천명한 성스러운 진리인 멸성제(滅聖諦)를 보자.

인생이 괴로움이기는 하지만 여전히 탈출구는 있다.

인생이 괴로움인 이유는 조건적으로 형성된 현상과 대상에 자기를 동일시하고 조건이 달라지면 무너져버릴 동일시의 대상을 고수하려고 집착하기 때문이다. 따라서 멸성제의 핵심은 조건적으로 형성된 현상과 대상은 조건이 달라지면 사라질 것이라는 사실을 통찰하는 것이다. 어떤 현상을 경험하더라도 더 이상 자기 동일시가 일어나지 않고 현상을 원인과 결과의 흐름으로만 바라볼 수 있으면 괴로움이 소멸된다.

육체의 괴로움은 정신적 해탈과 별개로 육체의 죽음을 경험하기 전에는 어느 누구도 피할 수 없다. 정신적 해탈을 이룬 자, 즉 잘못된 자기 동일시와 그에 수반하여 일어나는 다양한 정신적 속박을 부순 이는 육체적 괴로움은 남아 있을지라도 정신적 괴로움은 겪지 않는다.

넷째로, 괴로움의 소멸에 이르는 방법을 제시한 성스러운 진리인 도성제(道聖諦)를 보자.

앞의 세 가지 성스러운 진리인 고성제, 집성제, 멸성제를 통해서 괴로움, 괴로움의 원인, 괴로움의 소멸을 이해했다면 이제 남은 것은 어떻게 괴로움을 없앨 것인가에 대한 질문일 것이다. 즉 구체적인 수행 방안이 필요하다.

삶에 대해 엄청난 절박감을 느낀 사람들은 괴로움을 영원히 종식시킬 수 있는 방법이 있다고 들으면 형언할 수 없는 안도감을 느낄 것이다.

붓다는 깨달음에 이르는 핵심 방법론인 도성제를 통해 팔정도(八正道)라는 여덟 가지 방법론을 제시했다. 팔정도는 바른 견해(정견, 正見), 바른 사유(정사유, 正思惟), 바른 말(정어, 正語), 바른 행위(정업, 正業), 바른 생계(정명, 正命), 바른 정진(정정진, 正精進), 바른 알아차림(정념, 正念), 바른 삼매(정정, 正定)이다.

위 여덟 가지는 다시 세 가지 핵심인 계(戒), 정(定), 혜(慧)로 묶을 수 있다.

계에 속하는 항목은 바른 말(정어, 正語), 바른 행위(정업, 正業), 바른 생계(정명, 正命)이다.

정에 속하는 항목은 바른 정진(정정진, 正精進), 바른 알아차림(정념, 正念), 바른 삼매(정정, 正定) 이다.

혜에 속하는 항목은 바른 견해(정견, 正見), 바른 사유(정사유, 正思惟)이다.
계정혜로 요약되는 팔정도는 마음을 산란하게 만들지 않도록 계율을 지키고, 명상을 통해 마음을 고요하게 하며, 그에 따라 자연스럽게 지혜가 생기는 과정을 말하고 있다.

순서가 계정혜로 되어 있는 이유를 잠깐 알아보자.
많은 명상 수행자들이 계(戒)에 대해서 거부감을 갖거나 부담을 느끼곤 한다. 계가 자유를 구속한다고 생각하는 이들도 있다. 그러나 계는 잡념 망상이 치성할 수 있는 조건을 바꿈으로써 자연스럽게 잡념 망상이 줄어들고 마음이 맑아지게 돕는 역할을 한다. 이때 명상이 절로 되어 정(定), 즉 선정, 삼매에 쉽게 들어갈 수 있다.
계의 핵심은 생활 관리이다.
계에 속하는 바른 말(정어, 正語), 바른 행위(정업, 正業), 바른 생계(정명, 正命)는 평소 자신이 하는 말과 행위와 생계가 잡념 망상을 일으키는 것들인지 아닌지 스스로 판단해 보게 하는 좋은 수단들이다.
바르지 않은 말을 하고, 바르지 않은 행위를 하고, 바르지 않은 생계 수단을 가지고 있으면서 자신의 몸과 마음뿐만 아니라 타인의 몸과 마음도 어지럽게 한다면 과연 명상이 순조로울 수 있겠는가?
따라서 계를 자발적으로 지키지 못할 정도라면 아직 명상할 준비가 덜 되어 있다고 보면 된다. 이런 상태라면 명상을 하려는 마음보다는 자신의 생활부터 되돌아보는 것이 우선 되어야 한다.
다음으로 정(定)인 바른 정진(정정진, 正精進), 바른 알아차림(정념, 正念), 바른 삼매(정정, 正定)에 대해 알아보자.

마음이 고요한 상태의 극치가 선정(禪定)이다. 이 정도 상태의 마음 수준을 유지할 수 있는 의식의 소유자는 고도의 집중력이 있기 때문에 선정에서 나와 알아차림 하면 현상의 변화를 있는 그대로 볼 확률이 높다. 선정 상태는 마음이 특정 하나의 대상에 고정되어 있기 때문에 다른 생각이나 감정이 없거나 있더라도 미미한 수준이다.

선정의 수준에 따라 조금씩 차이는 있지만 마음의 흔들림이 없는 고요한 상태가 있다. 이때는 알아차림이 있을 수 없다.

선정은 마음을 고요하게 만드는 것으로 긍정적 역할을 하지만 마음이 고요함에 머물기만 하면 지혜를 계발할 수 없다는 점도 잊지 않아야 한다. 선정에 들기 위해서는 여러 조건들이 필요한데 마음이 산란하고 혼란스러울 때나 게을러지고 무기력해질 때도 지속적으로 마음을 다잡아 가기 위한 노력이 필요하다. 이때 필요한 것이 바른 노력인데 이는 대상을 놓치지 않으려고 지속적으로 집중하는 것이고 설령 대상을 놓치더라도 다시 대상으로 돌아가는 과정이다.

마지막으로 혜에 속하는 바른 견해(정견, 正見), 바른 사유(정사유, 正思惟)에 대해 알아보자.

앞의 계와 정의 과정을 거치면 지혜는 자연스럽게 따라오는 것이다.

지혜가 따로 있을 수 없고 혼란이 멈추면 바로 지혜가 드러나는 법이다. 앞의 계와 정을 통해 마음이 순화되고 맑아지면 현상이 투명하게 보이는 단계가 온다. 이는 마치 나와 물체 사이에 흙먼지나 이물질이 뒤덮여 있어서 있는 그대로 보이지 않다가 흙먼지와 이물질이 가라앉으면 물체가 오롯이 드러나 있는 그대로 볼 수 있는 것과 같은 이치다.

지혜는 만들어지는 것이 아니라 스스로를 드러낼 뿐이다. 혼란이 없어지면 지혜요, 착각이 없어지면 지혜다.

이것이 바른 견해이고 바른 견해를 바탕으로 불필요한 욕심과 분노, 어리석은 마음을 내지 않는 것이 바른 사유다.

[구체적 명상 수행 방법]
① 명상 자세를 취한다.
② 강한 대상에 마음이 전향되는 것을 알아차린다.
③ 대상을 접한 마음이 변화되는 것을 알아차린다.
④ 괴로움이 생기면 이것을 괴로움이라고 알아차린다.
⑤ 대상에 대한 집착이 생기면 이것을 괴로움의 원인이라고 알아차린다.
⑥ 괴로움이 사라지면 이것을 괴로움의 사라짐이라고 알아차린다.
⑦ 팔정도 중 어느 하나가 알아차려지면 이것을 괴로움의 소멸에 이르는 방법이라고 알아차린다.
⑧ 모든 마음은 일어나면 사라진다는 것을 알아차린다.
⑨ 마음은 조건을 기반으로 일어나고 사라짐을 알아차린다.
⑩ 자신의 마음을 알아차리고, 타인의 마음을 알아차리고, 자신과 타인의 마음을 알아차린다.

6장
일상의 명상

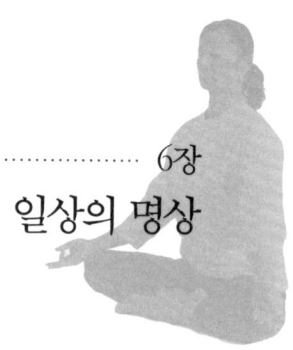

6장
일상의 명상

1. 오감을 통한 알아차림 명상

명상할 때는 반드시 대상이 필요하다.

그것이 지혜 계발을 위한 관법이든 마음을 고요하게 만들기 위한 지법이든 마음은 대상 없이 일어날 수 없고 마음의 일어남과 사라짐 없이 명상이 시작될 수 없기 때문이다.

명상 수행자의 수준과 성향에 따라 더 강하고 확고한 주의를 기울일 수 있는 대상들은 다를 수밖에 없다. 어떤 수행자들은 물리적 대상에 주의를 기울이기가 수월하고 다른 어떤 수행자들은 정신적 대상에 주의를 기울이기가 더 수월하다.

따라서 명상의 대상은 다양할 수밖에 없고 각자의 근기와 성향에 맞는 대상을 선택해서 마음의 작용을 꿰뚫어 알면 된다. 비록 수행자마다 성향이 다르지만 명상의 대상으로 가장 많이 권하고 선택하는 것이 몸과 몸에서 파생된 작용 및 움직임 등이다. 그 이유는 항상 알아차림 할 수 있는 대상이 있다면 언제 어디에서나 수행할 수 있기 때문인데 그런 면에서 자신의 몸은 24시간 함께 있기 때문에 가장 좋은 명상의 대상이 될 수 있다.

지법의 경우 마음을 고요하게 하는데 방점이 있기 때문에 지혜를 계발하는 데 한계가 있다.

마음이 고요해야 현상의 일어남과 사라짐을 있는 그대로 볼 수 있는 가능성이 커지지만 지법 자체가 현상의 일어남과 사라짐을 알아차림 하는 것이 아니고 마음을 하나의 대상에 전일집중 할 수 있도록 돕는 방법이다 보니 지혜 계발에 한계가 있다.

지법을 통해서 '지혜 계발에 한계가 있다'는 의미는 아래와 같다.

지혜는 현상을 있는 그대로 꿰뚫어 보는 것이다. 지법은 현상의 변화 중에서 어느 한 시점의 고정상을 취해서 마음을 거기에 묶어 두는 것이다. 그래서 지법은 실제를 관하는 수행이 아니고 관념에 집중하는 수련이다.

이러한 지법을 통해서는 현상의 생멸을 알아차림 할 수도 없고, 모든 것은 조건을 기반으로 생성과 소멸할 뿐임을 꿰뚫어 알 수도 없고, 형성된 모든 것은 머물지 않으며 잡을 수도 없고 자아가 없다는 통찰에 이를 수도 없다.

일상의 명상에서 지법이 필요할 때도 많다.

지치고 피곤할 때 마음을 하나의 대상에 전일집중 하는 것은 지친 몸과 마음을 쉬게 하고 원기를 회복하는 데 많은 도움을 준다. 그렇게 회복된 기운을 통해 다시 알아차림을 시작할 수 있고 일상의 필요한 일들을 수행해 갈 수 있다. 하지만 명상의 지향점은 결국 자각이기 때문에 지법에만 머물 수 없다. 반드시 현상의 변화를 알아차림 해서 지혜를 계발해야 한다.

지혜를 계발하기 위해서는 고정상인 관념적 대상에만 마음이 머물면 안 되기 때문에 조건을 기반으로 생성과 소멸을 반복하는 몸과 마음을 알아차림 해야 한다. 그중에서도 몸을 통한 알아차림은 오감을 통해서 좀 더 수월하게 할 수 있기 때문에 몸을 대상으로 사용하는 것이다.

오감을 사용해서 알아차림 명상을 해보면 항상 존재하고 있었지만 알지 못했던 다양한 현상들을 새로운 눈으로 바라보게 되고 모든 현상들이 조건을 기반으로 생멸하고 있다는 지혜를 깨우치게 된다.

아래에 몸을 통한 알아차림 명상에서 지혜가 계발될 수 있도록 현상의 생멸과 조건발생을 알아차림 하는 명상법을 제시한다. 지법 수련이나 알아차림 명상 전 이완이 필요한 경우는 앞 장에서 이미 설명한 내용을 참고하여 예비 명상으로 활용하기를 권한다.

[구체적 명상 수행 방법]
① 자신에게 편안한 명상 자세를 취한다.
② 아래 방법을 따른다.
  i) 눈을 뜨고 주위를 둘러본다. 평소 눈에 익숙한 대상과 눈에 익숙지 않았던 대상을 구분해서 알아차린다. 눈에 익숙한 대상이 사라지고 눈에 익숙하지 않았던 대상이 나타남을 알아차린다.
  ii) 주위의 소리를 들어본다. 평소 귀에 익숙한 소리와 귀에 익숙지 않았던 소리를 구분해서 알아차린다. 귀에 익었던 소리가 사라지고 귀에 익지 않았던 소리가 나타남을 알아차린다.
  iii) 주위의 냄새를 맡아 본다. 평소 코에 익숙한 냄새와 익숙지 않았던 냄새를 구분해서 알아차린다. 코에 익숙한 냄새가 사라지고 코에 익숙지 않았던 냄새가 나타남을 알아차린다.
  iv) 입안의 맛에 집중해 본다. 평소 입안에서 느껴지던 익숙한 맛과 익숙지 않았던 맛을 구분해서 알아차린다. 혀에 익숙한 맛이 사라지고 혀에 익숙지 않았던 맛이 나타남을 알아차린다.
v) 몸의 감각에 주의를 기울인다. 평소 몸에서 느껴졌던 익숙한 감각과 익숙지 않았던 감각을 구분해서 알아차린다. 몸에 익숙한 감각이 사라지고 몸에 익숙지 않았던 감각이 나타남을 알아차린다.
③ 각 감각 기관이 감각을 느끼면서 연관되어 일어나는 생각과 감정을 알아차린다.
④ 모든 마음은 일어나면 사라진다는 것을 알아차린다.
⑤ 마음은 조건을 기반으로 일어나고 사라짐을 알아차린다.
⑥ 두 순간 동일한 마음이 유지되지 않음을 알아차린다.
⑦ 자신의 마음을 알아차리고, 타인의 마음을 알아차리고, 자신과 타인의 마음을 알아차린다.

위 명상법은 오감을 통해서 들어온 감각들을 알아차림으로써 오감 자체를 알아차리는 것과 더불어 그와 연관되어 일어나고 사라지는 조건발생적인 부차적인 생각과 감정을 알아차리게 하는 것이다.

마음의 특성상 한순간에 하나의 대상만을 알 수 있기 때문에 위 명상법을 수행할 때 동시에 모든 오감의 감각이나 그와 연관된 생각, 감정을 알아차리는 것이 아님을 이해할 필요가 있다. 하나의 감각에 대해서만 알아차리는 것이 아니라 가장 강한 오감 중의 한 대상을 알아차린다는 것도 이해하면 된다.

따라서 실제 명상 수련에서는 오감을 통해서 들어오는 다양한 현상들을 의지적으로 선택해서 알아차리기보다 강한 대상을 자연스럽게 알아차린다고 이해할 필요가 있다.

◇◇◇

2. 자연과 함께 하는 명상

　우리는 인간이 소통하는 주된 방법을 언어라고 생각하기 일쑤다. 하지만 이런 생각은 상당히 제한된 시각일 수 있다. 왜냐하면 인간은 언어를 통해 소통하지만 사실 인간의 언어는 불완전하기 짝이 없어서 서로가 의미하는 바가 다를 때가 상당히 많고 그로 인해 많은 오해와 착각을 불러일으키기도 하기 때문이다.

　따라서 언어적 수단을 소통의 주된 방편으로 생각하기에는 한계가 너무 많아서 실제로는 언어 너머의 느낌과 분위기를 통해서 소통한다고 생각하는 것이 더 타당할 수 있다. 느낌과 분위기를 통한 소통이 소위 말하는 직관과 직감이다.

　누군가와 마주하고 소통할 때와 문자나 텍스트를 통해서 소통할 때 그 느낌이 확연히 다르다는 것을 경험해 보았을 것이다. 이는 언어 이외의 비언어적 소통 수단들이 동원될 때 상대와 더 깊고 정확한 수준의 소통을 할 수 있기 때문이다.

　하지만 아직까지도 많은 이들은 소통의 주요 수단이 언어일 것이라는 생각을 가지고 있다. 이런 사고는 문자와 언어에 과도하게 집착하게 된 나머지 자신이 생각하는 언어적 관념에 사로잡혀 본질을 있는 그대로 보지 못하는 우를 범하게 만들 수도 있다.

많은 사람들이 상대가 언어적으로는 A라고 말했지만 느낌으로는 B를 의미했다는 것을 경험한 적이 있을 것이다.

단적인 예로, '누구 때문에 못 살겠다'라는 표현을 맥락에 따라 듣지 않으면 오해하기에 십상이다. 겉으로는 불평인 것처럼 들리지만 그 이면에는 깊은 애정과 관심, 기대가 깔려있는 표현일 수도 있기 때문이다. 하지만 언어적인 의미로만 섣불리 파악하면 '그럼 만나지 마'라거나 '무시해 버려'라는 식의 단편적인 조언을 할 수도 있다. 또 다른 예로는 언어적인 답변은 'Yes'지만 감정적 답변은 'No'인 경우이다.

언어가 감정이나 본능보다 진실에 가깝지 않을 수 있다. 감정이나 본능은 포장이 어렵지만 언어는 비교적 포장이 용이하기 때문이다. 하지만 수식으로 가득 찬 진실이 결여된 언어에서 우리는 쉽게 피곤함과 공허함을 느낀다.

위와 같은 예를 든 이유는 언어라는 매개체가 의도와 감정 같은 것들을 일부 전달할 수는 있지만 언어로 표현할 수 없는 다양함과 섬세함을 제대로 전달하지 못하거나 방해할 수 있다는 점을 환기시키기 위해서다.

비언어적인 느낌이라는 소통 수단은 얼핏 언어보다 명확하지 않아서 소통에 적합하지 않을 수 있다고 생각할 수 있을 것이다. 하지만 사실 인간은 언어 자체보다 언어 이면의 느낌을 통해서 더 많은 진실을 표현하고 있다는 것을 놓치지 않는다면 꼭 언어적 수단이 아니라도 소통이 가능할 수 있다는 가능성도 생각해 볼 수 있을 것이다.

이러한 가능성을 염두에 두고 우리 인간을 둘러싸고 있는 자연을 보자.

천지만물은 끊임없이 자신들의 이야기를 하고 있다. 하지만 우리 중 아주

소수만이 그런 천지만물과 소통한다고 생각한다. 왜냐하면 우리는 비언어적인 느낌으로 주로 소통하면서도 여전히 인간이 정형화시킨 개념적인 언어로 소통한다는 착각의 뿌리가 너무 깊어서 자신이 느끼는 있는 그대로의 느낌을 외면하기 때문이다.

하지만 우리가 자연의 여러 대상들과 소통하고 교류할 때는 인간이 사용하는 언어가 아닌 비언어적인 느낌을 통해서 소통한다는 점을 이해할 필요가 있다. 그리고 그 소통에는 절대적으로 옳고 그른 것이 없다는 점도 이해하길 바란다.

옳고 그름 같은 가치들이 정해져 있다고 착각하지만 사실 모든 시비는 절대적으로 정해진 것이 아니라 특정한 맥락 안에서만 그러할 뿐이다. 맥락이 달라지면 시비도 달라지기 때문에 절대적으로 옳고 그른 것은 있을 수 없다.

이 점은 소통의 관점에서도 동일하게 적용된다. 소통은 어떤 맥락으로 이해하느냐에 따라 전혀 다르게 해석될 수 있다. 따라서 자연의 대상들과 소통함에 있어서 느낌이라는 것도 맥락에 의해서 해석이 달라질 수밖에 없기 때문에 자신이 느낀 것을 긍정하는 것이 중요하다.

'모든 소통은 확정되지 않았고 항상 해석의 가능성이 남아 있으며 그 해석의 핵심은 자신의 의식 수준에 따라 달라진다.'

아래에 언어를 넘어 소통하고 교류할 수 있는 몇 가지 방법들을 정리해 둔다.

첫째, 소통의 방식은 인간이 익숙한 언어적 방식 외에도 다양하며 때로는 비언어적 방식이 더 본질에 가까울 수 있다.

둘째, 자연의 대상들과의 교류는 느낌, 즉 직감, 직관, 영감 같은 형태로 다가온다.

셋째, 자연의 대상들과의 교류에서는 느낌을 분석하고, 판단하고, 의심하고, 거부하는 것보다 열린 마음으로 수용할 때 더 깊은 소통이 가능하다.

넷째, 인생 여정에서 배워야 할 삶의 지혜, 문제의 해결책 등을 자연의 대상들과의 교류를 통해서 배울 수 있다는 열린 마음을 유지하고 배움에 대해 감사한 마음을 표현한다.

다섯째, 자연의 대상들과 교류를 원할 때 반드시 그들의 허락을 구하는 예의를 갖춘다.

여섯째, 자연의 대상들이 교류를 위해 다가오려 할 때 열린 마음으로 환영하는 태도를 갖는다.

일곱째, 어떠한 대상이 더 우월하거나 열등하다는 편견을 내려놓고 동등한 존재로서 상호 존중하는 마음으로 대한다.

여덟째, 모든 소통은 철저히 주관적이며 객관적이지 않음을 이해한다면 자연과 함께하는 명상을 통해서 자신의 의식을 비춰볼 수 있다.

1) 나무와 함께 하는 명상

도시화되면서 가장 그리운 것들이 나무와 풀이 아닐까 생각한다.

회색 콘크리트 건물과 검정 아스팔트로 뒤덮인 도시의 삭막함을 느끼다가도 공원의 나무와 가로수를 보며 다시 여유를 찾곤 한다. 인간이 도시에 살아도 여유를 잃지 않고 다시금 내면의 공간을 넓혀 갈 수 있도록 도움을 주는 것 중 하나가 나무가 아닌가 한다.

나무가 주는 아낌없는 여유와 넉넉함을 나무와 함께하는 명상을 통해 경험해 보자.

[구체적 명상 수행 방법]

나무가 많은 공원이나 야외로 나간다.

① 주변 나무들을 둘러보고 그 나무 중에서 느낌이 가장 편안하거나 끌리는 나무가 있는지 느껴본다.

② 느낌 있는 나무를 선택하면 그 나무 전체를 볼 수 있는 거리에서 눈에 힘을 빼고 무심히 나무 전체를 바라보며 내면의 느낌에 집중한다.

③ 눈을 감은 채 그 나무와 교류하고 싶다는 느낌을 마음으로 전달한다.

④ 나무가 교류를 허용하는 느낌을 받으면 천천히 나무를 향해 걸어간다.

⑤ 나무 앞 약 1m 전방에 멈춰 나무를 감싸고 있는 에너지를 느껴보고 그 에너지장 안으로 자신을 허용하는 느낌이 들 때까지 시간을 갖고 기다린다. 나무가 허용하는 느낌은 자신을 나무쪽으로 당기는 느낌이나 허용하는 어떤 느낌으로 다가올 것이다.

⑥ 그때 서서히 다가가 천천히 나무를 손으로 만지고 느낌에 따라서 나무를 안아본다.

⑦ 나무가 자신에게 주고자 하는 느낌을 빈 마음으로 느낀다.

⑧ 나무와 충분히 교류했다는 느낌이 들면 마음속으로 감사함을 표현하고 작별을 고한다.

⑨ 나무의 반응을 느끼며 서서히 나무에서 멀어진다.

사람이 나무와 소통하고 교류한다는 발상 자체를 편안하게 받아들일 수 없는 경우도 있다. 만일 그렇다면 사람이 나무와 소통하고 교류할 수 없다는 생각이 오히려 부자연스러운 것일 수 있다는 생각도 해보길 바란다. 왜냐하면 소통과 교류는 인간이 정한 관념적 방식만 있는 것이 아니기 때문이다.

사람이 내뿜는 이산화탄소를 나무가 들이마시고 산소를 보내주면 다시 그 산소를 사람이 마시고 이산화탄소를 나무에 돌려주지 않는가? 비나 눈이 온 후 땅속으로 스며든 수분을 나무가 함유하고 있다가 건기에 다시 내보냄으로써 계곡과 강이 흐르고 우리가 그 물을 마시지 않는가? 이런 눈으로 삶을 바라보면 우리는 매 순간 천지만물과 소통하고 교류하며 지낸다는 것을 알 수 있을 것이다.

섬세함과 해석의 차이가 있을 뿐 매 순간 천지만물과 소통하고 있다는 사실 자체는 부정할 수 없지 않을까?

2) 바람과 함께 하는 명상

우리 몸을 확대해 보면 커다란 공간일 뿐이다.

굳이 현미경을 들이대지 않아도 상상으로 우리 몸을 커다랗게 키우면 공간과 공간 사이가 점점 넓어지면서 우리 몸은 텅 빈 상태처럼 바뀔 것이라 짐작할 수 있을 것이다.

매일의 몸 느낌이 다른데 어떤 날은 몸이 새털처럼 가볍다가 다른 어떤 날은 몸이 천근만근 무겁게 느껴진 적은 없는가? 이는 몸과 마음의 에너지 양과 순도의 변화에 의해서 느낌 차이가 생기기 때문이다.

에너지는 물질도 아니고 정신도 아니다. 에너지의 진동 수준에 따라 무거운 진동일 경우 물질의 성질을 더 많이 드러낼 것이고 가벼운 진동일 경우 정신의 성질을 더 드러낼 뿐이다.

긍정적인 생각이나 감정을 느끼면 몸이 가볍고 편안해지지만 부정적인 생각이나 감정을 느끼면 몸이 무겁고 불편해지는 경험을 해봤을 것이다.

이런 경험을 통해서 에너지의 진동이 우리의 몸과 마음에 어떠한 영향을 끼치는지 이해할 수 있으리라 생각한다.

상상을 통해 우리 몸을 확대해 가는 것은 에너지의 진동을 높여 더 가벼운 느낌의 상태로 바꾸는 과정이다. 그런데 이렇게 상상으로 몸을 확대해 가다 보면 어느 특정 신체 부위는 더 이상 확대되지 않고 무겁고 답답한 느낌으로 남아 있는 것을 감지할 수 있을 것이다.

육체적인 원인이든 정신적인 원인이든 불균형이 존재하는 곳에서는 불편한 느낌을 느끼게 된다. 이럴 때 바람과 함께 하는 명상을 통해 그런 느낌들을 긍정적이고 밝은 느낌으로 바꿀 수 있다.

[구체적 명상 수행 방법]

바람이 부는 강둑이나 바닷가, 아니면 어떤 곳이든 탁 트인 바람이 좋은 곳으로 나간다.

① 눈을 감고 바람이 불어오는 곳을 향해 양팔을 넓게 벌리고 선 채로 온몸을 천천히 느껴본다.
② 바람이 몸을 스칠 때 몸이 점점 커지면서 몸의 공간들이 더 넓어지고 바람이 그 공간들을 통과한다고 상상한다.
③ 몸을 느꼈을 때 무겁고 답답한 느낌이 드는 곳에 더 집중하면서 그 신체 부위가 점점 더 확대되면서 공간이 넓어진다는 상상을 한다.
④ 무겁고 답답한 느낌이 드는 신체 부위가 점점 더 넓어지고 그 곳에 남아있던 몸과 마음의 모든 짐들이 바람결에 흩어진다고 상상한다.
⑤ 온몸이 무한 공간처럼 확대되어 어떠한 걸림도 없는 자유로움을 느

낀다. 바람처럼 가볍고 활기찬 에너지로 온몸이 충만해짐을 느낀다.

◇ ◇ ◇

3. 걷기 명상

 걷는 것도 명상이 될 수 있다.
 사실 이 말은 일상의 모든 것이 명상이 될 수 있다는 대명사격 표현이다.
 알아차림이 있는 모든 행위는 명상이며, 알아차림이 없는 모든 명상은 행위일 뿐이다. 명상의 이상은 '명상과 삶이 분리되지 않고 삶 자체가 명상이 되는 것'이다. 하지만 우리는 자주 명상과 삶을 분리하여 살아간다.
 걷는 것은 단순하지만 가장 자연스러운 행위 중의 하나이며 인간의 정신과 육체 모두에 긍정적인 영향을 끼칠 수 있다. 그래서 걸으면서 알아차림할 수 있다면 몸에서부터 마음까지 모두 행복하게 만들 수 있다. 알아차림하며 걸으면 항상 그 자리에 있었지만 그 전에 미처 알지 못했던 삶의 경이를 느낄 수 있다.
 한 발이 땅을 딛고 다른 한 발이 허공에 머무는 그 경이로운 순간의 경험을 아는가?
 그 짧은 순간 온몸의 중심은 말할 수 없이 섬세하게 바뀐다. 어른인 지금은 너무나 자연스럽게 걷고 있지만 우리가 아기였을 때는 수도 없이 넘어지며 휘청거렸다. 어른이 걷는 것이 새삼스러울 것이 없어 보이지만 두 발로 걷는다는 것은 정말 삶의 축복이자 경이가 아닐 수 없다. 당연하지 않은 것을 당연하게 생각하면 삶의 경이와 축복은 어느새 사라지고 삶은 단조롭고 무료하게 느껴진다.

걸으면서 우리 삶의 경이를 다시 한 번 느껴보자.

'걸음'의 정의는 무엇인가?

들어 올린 다리와 뻗은 다리 그리고 내려놓은 다리의 연속을 걸음이라고 하는가?

사전적 의미는 두 발을 번갈아 옮기는 동작을 말하는 것이지만 알아차림할 때의 걸음은 단순한 이동의 의미를 넘어 우리에게 많은 통찰을 가져다준다. 걸음은 정신과 육체의 많은 조건들이 갖춰질 때만 성립하고 그렇지 않을 때는 성립되지 않는다.

인간의 뿌리 깊은 착각은 명사로 고정할 수 없는 것들을 개념화시켜 고정하려 하는 것이다. 걸음은 그 자체로 존재하는 것이 아니다. 가고자 하는 의도와 그에 수반되는 육체의 움직임이 유지될 때만 걸음이고 그렇지 않을 때는 걸음이 아니다. 따라서 걸음을 결코 명사화시킬 수는 없다.

우리의 마음속에는 걸음이라는 명사화된 박제 된 이미지가 있다. 걸음은 끊임없이 흐르는 물처럼 진행될 때만 성립되고 그렇지 않을 때는 성립되지 않는다. 걸음을 잡을 수 없고 박제화시킬 수 없듯이 변화하는 우리의 몸과 마음도 잡을 수 없고 박제화시킬 수 없는 것이다.

인간 내면의 괴로움은 '어떤 것도 고정시킬 수 없다'는 단순한 진리를 이해하지 못하고 억지를 부리기 때문에 발생한다. 모든 것은 조건을 기반으로 맥락 안에서만 존재하다 조건이 바뀌어 맥락이 바뀌면 더 이상 그 상태를 유지하지 못한다. 이 단순한 사실을 받아들이면 더 이상 괴로움을 겪지 않는다.

지나온 걸음은 사라져버렸기 때문에 잡을 수 없고, 현재의 걸음도 잡으려는 순간 사라져 버리기 때문에 잡을 수 없고, 아직 내딛지 않은 걸음은 일어나지 않아서 잡을 수 없다.

걸음을 통해서 알 수 있듯이 걸음은 현상은 있지만 실체는 없다. 형성된 모든 것들은 현상은 있지만 실체는 없다.

[구체적 명상 수행 방법]
사람들의 방해가 적은 한적한 길이나 장소를 선택한다. 어디에 서서 어디까지 걸을지 미리 거리를 정한다. 길지 않아도 몇 걸음 걸을 수 있는 장소라면 족하다.
① 눈을 들어 앞을 본다.
② 걷고자 하는 의도를 알아차린다.
③ 습관적으로 어느 한 다리를 먼저 들어 올림을 알아차린다.
④ 다리를 들어 올렸을 때의 상태를 알아차린다. 필요하다면 '들어 올림'이라고 이름을 붙여도 좋다.
⑤ 다리를 뻗은 상태를 알아차린다. 필요하다면 '뻗음'이라고 이름을 붙여도 좋다.
⑥ 다리를 내렸을 때의 상태를 알아차린다. 필요하다면 '내림'이라고 이름을 붙여도 좋다.
⑦ 반대편 다리를 들어 올리고자 하는 의도를 알아차린다.
⑧ ④~⑥의 과정을 반복한다.
⑨ 반대편 끝에 이르렀을 때 몸을 돌리고자 하는 의도를 알아차린다.

걷기 명상은 알아차림 훈련의 목적과 더불어 노력의 요소를 강조한다.

어떤 식이든 알아차림 하면 명상이 될 수 있고 알아차림이 없으면 명상이라고 부르기 어렵다. 그런데 이 알아차림의 질은 움직이는 상태와 움직이지 않는 상태에 따라 차이가 난다는 현실을 인정할 필요가 있다. 대상이 움직이든 알아차림 하는 사람이 움직이든, 움직이면 그만큼 정밀한 수준의 알아차림이 어려워진다.

물론 오랜 알아차림 훈련을 거친 사람은 단순한 움직임이 아니라 뛰면서도 알아차림 할 수 있고 시장 바닥처럼 왁자지껄한 곳에서도 알아차림을 놓치지 않을 수 있다. 하지만 알아차림 훈련이 충분치 않으면 그 모든 것은 이론에 그치고 만다.

걷기 명상이 생겨난 이유는 전문 명상 수행자들이 주로 좌선을 하면서 생기는 여러 가지 부작용을 해결하기 위해서였다.

장시간 고정된 자세로 앉아있어서 근골격계 질환이 발생하기도 하고, 운동 부족으로 인해 생리적 기능이 저하되거나 악화되기도 하고, 식후에 바로 앉아 소화력이 저하되는 동시에 졸음에 빠지는 경우도 있고, 나태함으로 인해 명상이나 알아차림의 수준이 약해지는 경우 등이 생길 때, 이런 문제들을 해결하기 위해서 명상처 주변을 조금씩 걸으면서 하는 걷기 명상법이 생겨난 것이다.

이런 이유 외에도 있는 그대로를 즐기기 위해 걷거나 나를 둘러싼 모든 존재들과 교류하는 의미에서 주변을 천천히 걸어보는 것도 좋은 명상이 될 것이다. 우리는 항상 주변을 통해서 배우지 않는가?

◇ ◇ ◇

4. 음식 명상

 인류 역사 이래로 현대처럼 음식이 풍부한 시절이 얼마나 있었을까?
 물론 지금도 기아에 허덕이는 인구가 작게는 몇억에서 많게는 십억 명이 넘는다고 한다. 또 이미 경제적 자립을 이룬 나라들에서조차도 빈부격차로 인해 끼니를 거를 수밖에 없는 인구가 상당하다.
 그럼에도 불구하고 사람들을 만나 듣는 이야기 중 가장 빈번히 회자되는 단어 중 하나가 다이어트다. 평생 다이어트를 하거나 다이어트로 고민하며 산다는 사람도 흔히 볼 수 있다. 살이나 체중에 대한 민감도가 개인마다 다르지만 건강에 위협이 되거나 신체 활동에 지장을 초래하는 수준의 비만이나 그에 준하는 상태라면 살을 빼는 것과 더불어 음식을 어떻게 대해야 할지도 심각하게 고민해 볼 필요가 있다.

 우리 몸에는 왜 필요 이상의 살이 붙는 것일까?
 음식을 먹는 이유는 기본적으로 생명이 유지될 수 있도록 영양을 공급하기 위해서다. 적정량의 영양을 섭취하여 몸에 필요한 성분들을 지속적으로 공급하고 신체를 건강한 상태로 유지하며 활동에 필요한 에너지를 공급하기 위해서다.
 하지만 음식의 이런 본원적 목적 외에 맛으로 음식을 먹고, 모양과 빛깔이 좋아 먹고, 향이 좋아 먹고, 식감이 좋아 먹고, 기분 좋아 먹고, 스트레스 때문에 먹는 등 다양한 동기로 음식을 먹는다.

우리의 몸과 마음이 건강하게 유지되는데 필요한 영양을 공급하기 위해 먹는 목적 외에 욕구로 인해 음식을 먹기 시작함으로써 우리는 몸에 불필요한 군더더기를 붙이며 살게 되었다. 그것이 살이고 성인병과 같은 각종 부작용을 발생시킨다. 그로 인해 정신적·육체적 고통을 받으며 살게 된 것이다.

 음식 명상은 음식 본래의 목적을 알고 음식을 먹을 수 있도록 안내한다.
 우리 몸에 필요한 만큼만 건강하게 먹고 헛되이 낭비하지 않음으로써 삶의 균형을 되찾고 공존의 감각을 일깨울 수 있을 것이다.
 우리 입에 들어가는 작은 음식이라도 그것이 나에게 오기까지는 온 우주가 수고를 아끼지 않아야 한다. 서정주 시인의 '국화 옆에서'라는 시는 한 송이의 국화꽃을 피우기 위해 주변의 많은 것들이 애쓰고 노력하는 과정을 노래하고 있다. 그런데 온 우주 천지의 생명 하나하나가 잉태되는 수고로움이 어디 이 한 송이의 국화꽃에만 한정되겠는가?

 한 알의 곡식이 땅에 떨어져 내 입에 들어오기까지 농군들의 수고로움은 말할 것도 없고 태양과 비, 바람, 흙 등을 포함한 수많은 보이지 않는 것들이 조화를 이뤄야 한다. 수없이 많은 조건들이 그 곡식 하나를 싹 틔우고 자라도록 협력해야 한다.
 또 수확해서 거둬들인 그 곡식을 운반하고 도정하고 가공해서 우리가 먹을 수 있는 음식으로 만드는 과정은 또 얼마나 많은 수고가 필요한가?
 어느 것 하나 쉽게 얻어지는 것이 없다. 모두가 다 손길이고 보살핌이고 땀방울이 맺혀야만 하는 일이다. 위에 열거한 과정이 하나라도 빠지면 자연의 어느 것도 제대로 생장하지 못할 것이고 그러면 우리는 아무리 돈이 있어도 음식을 구할 수 없을 것이다.

크건 작건 귀하건 귀하지 않건 모든 생명은 본질적으로 동등한 가치를 지닌다.

니까야에 생명의 가치란 어떠한가에 대한 비유적인 이야기가 있다.

어느 날 길을 가던 나그네에게 비둘기 한 마리가 급히 날아와 숨겨주기를 청한다.

그래서 나그네는 비둘기를 숨겨줬는데 곧바로 매가 날아와 그 비둘기는 자신이 쫓고 있었던 먹이인데 나그네가 숨겨줬으므로 다시 내주기를 요청한다. 나그네는 비둘기가 안쓰러워 내어줄 수 없으니 비둘기 대신 자기 몸의 살을 떼어서 주면 되지 않겠냐고 매에게 제안한다.

이 제안대로 처음에 허벅지 살을 베어서 저울에 얹어 놓았는데도 비둘기의 생명 값과 비교했을 때 너무 가벼워 저울이 움직이지 않았다. 그래서 추가로 엉덩이 살을 더 얹었지만 그래도 저울의 눈금은 바뀌지 않았다. 이런 식으로 나그네 몸의 모든 살을 다 베어 얹어도 저울의 눈금은 바뀌지 않았다.

마지막으로 나그네의 생명을 저울에 얹으니 비로소 저울의 눈금이 움직여 균형을 이루었다.

단순히 고기덩어리의 무게로 비교하면 작은 비둘기의 무게가 얼마나 되겠는가? 그러나 생명의 가치에 있어서 사람이든 비둘기든 모두 동등하다는 교훈을 주는 이 우화를 보면서 우리가 음식에 기대어 생명을 유지하는 것이 얼마나 큰 책임이 따르는지 반성해 볼 일이다.

한 존재의 생명은 다른 존재의 생명을 대가로 유지되는 것이다. 그것이 풀과 같이 흔하디흔한 식물이든 다른 어떤 동물이든 모든 생명은 자신의 생명을 더 오래 유지하고 싶어 하지, 기꺼이 잡아 먹히길 원치 않는다. 그런데 생명을 유지하기 위해서는 잡아먹는 자의 마음이나 잡아 먹히는 자의 마음과는 별개로 생명의 희생이 전제되어야 한다.

이 귀한 생명의 희생을 전제로 살아가야 하는 우리가 꼭 필요하지 않음에도 불구하고 욕구로 인해 절제 없이 음식을 필요 이상 먹고, 그로 인해 찐 살을 빼지 못해 고민하고, 건강이 나빠진다면 생명이 희생당한 대가를 너무 가볍게 취급하고 있는 것은 아닌지 반성해 볼 일이다.

앞으로 음식을 대할 때 우리가 살아갈 수 있도록 생명을 내어준 모든 존재들에게 감사하는 마음을 갖고 우리를 포함한 모든 생명체가 유지될 수 있도록 무한히 내어주는 자연에도 감사하는 마음을 가져보면 어떨까?

[구체적 명상 수행 방법]

음식이 차려진 식탁에서 먹기 전에 감사하는 시간을 가져 본다.

① 음식을 바라본다.
② 먹고자 하는 마음 또는 음식에 강하게 집착하는 마음을 알아차린다.
③ 입안에 침이 고이는 상태를 알아차린다.
④ 음식을 먹기 위해 손을 뻗거나 식사 도구에 손을 뻗는 과정을 알아차린다.
⑤ 음식을 입에 넣는 과정을 알아차린다.
⑥ 음식을 씹으며 맛을 알아차린다.
⑦ 맛과 연합된 생각 또는 감정의 일어남과 사라짐을 알아차린다.
⑧ 입속 혀의 움직임과 음식의 질감 변화를 알아차린다.
⑨ 입안의 음식이 다 없어지기 전에 다른 음식을 먹고자 하는 마음을 알아차린다.

⑩ 음식을 충분히 씹지 않고 급하게 넘기고 다른 음식을 먹고자 하는 마음과 다른 음식을 집어 올리는 과정을 알아차린다.
⑪ 입안의 음식이 다 없어질 때까지 식사 도구를 내려놓고 씹는 느낌을 알아차린다.
⑫ 알아차림을 통해 식사 속도가 조절되고 양이 조절되는 느낌을 알아차린다.

음식을 먹을 때조차 알아차림을 유지하면 욕구에 휘말려 허겁지겁 음식을 먹지 않게 될 것이다. 알아차림이 있을 때는 애써 노력하지 않아도 자연스럽게 음식이 절제될 것이다.
 필요 이상의 음식을 먹는 일은 왜 반복될까?
 많은 이유가 있겠지만 스트레스를 받을 때 음식을 찾는 경우가 많다. 스트레스를 받으면 생각이나 감정의 균형이 깨지면서 과도한 에너지 소모가 일어난다. 에너지가 부족해지면 재충전하는 방식으로 음식을 먹는 경우도 있고 음식을 먹는 행위 자체를 스트레스 해소 수단으로 사용하는 경우도 있다.
 또 씹는 행위를 통해 내면에 억압된 분노를 표출하기도 하는데 이런 경우는 음식을 먹는 행위가 폭력성을 우회적으로 표현하는 수단이 될 수도 있다는 것을 알아차림 할 필요가 있다. 이는 마음의 평화를 깰 뿐 아니라 몸에도 스트레스를 유발하여 자신의 몸도 폭력적으로 대하는 것이다.
 또한 정신적 스트레스를 해결하기 위해 필요한 에너지를 이해 부족 때문에 육체적 에너지를 공급하는 방식으로 풀고자 하는 마음도 돌아볼 필요가 있다. 정신에 적합한 에너지가 있고 육체에 적합한 에너지가 있다. 정신에 필요한 에너지는 육체에 필요한 에너지로 보충할 수 없다. 따라서 스트레스를 받았을 때 정신에 필요한 에너지를 육체에 필요한 에너지로 공급하고

자 하는 우를 범하지 않도록 알아차림이 필요하다.

다음으로 소위 관념적으로 아름답다고 통용되는 체형이나 체중 때문에 음식을 거부하거나 먹고 토하는 식으로 음식을 대하는 방식 역시 알아차림이 필요하다. 아름다움은 외모로 결정되는 것이 아닐뿐더러 남들이 정해놓은 미의 기준을 자신이 무리하게 굳이 따라가야 할 필요가 있는지도 생각해 볼 부분이다.

음식을 먹는 단순하고 일상적인 행위도 알아차림 여부에 따라 몸과 마음에 평화를 불러오는 수단이 될 수도 있고 그 반대의 결과를 초래할 수도 있다는 점을 되새겨 보길 바란다.

5. 지금 이 순간을 사는 명상

인간에게 주어진 생명은 얼마 동안일까?

이런 질문을 던지면 보통 100년, 80년, 70년 등 사람마다 다른 답을 한다. 사람은 결코 그런 세월을 사는 것이 아니라 바로 '지금 여기'를 산다.

인간이 특정 기간을 사는 것처럼 보이는 것은 관념적으로 생각하는 동일 정체성이 유지된다는 전제 때문일 것이다. 하지만 인간이 무엇이고 존재가 무엇인지 과학부터 영성에 이르는 다양한 방법을 통해서 검증해 보면 모든 존재는 오직 지금 여기를 살 뿐임을 알 수 있다.

검증 방법 중에는 몸을 통한 검증이 비교적 이해하기 쉽기 때문에 여기서는 몸을 통해서 인간의 수명이 어느 정도인지 이해해 보자.

인간의 몸을 이루는 세포가 몇 개인지는 지금도 정확하게 알지 못하고 대략 60조~100조 개의 세포로 이루어져 있다고 한다. 이 정도로 많은 숫자의 세포들이 끊임없이 생멸을 반복하면서 비슷한 형태와 기능을 유지해 가는 것이 우리가 생각하는 몸으로서의 인간이다. 신체 특정 부위를 이루던 세포는 인간의 수명 내내 동일한 상태로 존재하는 것이 아니라 일정 기간만 역할을 하고 존재하다 수명이 다하면 소멸하고 새로운 세포가 그 역할을 대신한다.

정확히 기간을 규정할 수는 없지만 모든 세포는 수명의 한계가 있고 그들이 어느 수준 이상으로 개체 수가 줄어들거나 기능할 수 없을 때 우리는 늙음과 병듦, 죽음을 경험한다. 따라서 몸을 가진 존재로서의 인간은 사실 몸 안의 작은 기능 단위들의 생멸에 기대어 있으므로 매 순간 새로운 존재일 뿐 동일한 상태로서 존재하지 않는다. 즉, 몸으로서의 인간은 고정되어 있는 동일 실체로서 존재하지 않고 매 순간 생사를 경험하는 과정으로서의 인간이 있을 뿐이다. 그래서 인간이 얼마나 오래 사는가에 대한 질문에서 육체를 가진 존재로서의 인간 수명은 오직 '지금 여기를 살 뿐이다'가 답일 수밖에 없다.

많은 사람들이 인간은 오직 '지금 여기'를 살 뿐임을 잘 이해하지 못하기 때문에 대부분의 시간을 과거에 대한 후회에 뺏기거나, 불만족스러운 현재에 뺏기거나, 아니면 불안한 미래에 뺏기곤 한다.

'과거에 대한 후회'는 흔히 하는 말로 '~~했어야 했는데' 식의 사고를 말한다. 과거에 했던 선택과 경험을 부정하는 것이다. 그보다 더 나은 선택이나 경험을 할 수 있었을 것 같다는 이유로 후회하는 것이다. 그런 과거를 바꾸고 싶고 때로는 지워버리고 싶지만 이미 과거는 지나가 버렸기 때문에 아무

것도 할 수 없다는 절망감에서 후회한다.

'불만족스러운 현재'란 현재 자신이 바라는 삶과 자신이 하는 일이나 선택 또는 경험이 일치하지 않는 괴리감으로 인한 행복하지 않은 느낌이다. 그러한 불만족은 '지금 내가 바라는 것은 ~~이다. 하지만 나는 그렇게 하지 못하고 산다'라는 식으로 표현한다.

'불안한 미래'란 아직 생기지 않은 미래의 상황을 부정적인 방향으로 해석하는 것을 이른다. 미래는 정해지지 않았고 그 누구도 미래를 단정할 수 없음에도 자신의 상상력을 부정적 방식으로 사용함으로써 불행을 경험하는 것이다. 흔히 '안 되면 어떻게 하지?'라는 식으로 표현한다.

위에 언급한 과거에 대한 후회, 불만족스러운 현재, 불안한 미래는 모두 생각이지 현실이 아니다.

현실이 그러하기 때문에 그렇게 느끼는 것이 아니라 그렇게 생각하기 때문에 그렇게 느낀다는 역설을 이해해야 한다. 이 말은 우리가 생각하듯이 객관적으로 후회, 불만족, 불안으로서의 과거, 현재, 미래가 존재한다는 착각을 벗어나야 그러한 부정적 경험을 벗어날 수 있다는 말이다.

우리가 인식하는 모든 것은 철저하게 주관적일 뿐 어떤 것도 객관적이지 않다. 모든 존재의 인식은 오직 주관만 있을 뿐 절대객관은 없다.

이러한 이해를 바탕으로 불행한 과거, 불만족스러운 현재, 불안한 미래를 다시 들여다보자. '~~했어야 했는데'라는 말은 그 일을 경험한 후에만 가능한 판단이다. 하지만 그 당시 상황에서는 그 경험이 필요했기 때문에 그러한 선택과 경험을 했다고 생각해 볼 수는 없는가?

그 당시 그 상황에서 그러한 선택과 경험이 없었더라면 지금의 입장에서 생각해볼 수 있는 다른 선택과 경험의 가능성을 발견하지 못했을 수도 있다. 따라서 과거의 선택과 경험은 그 당시 그 상황에서 가장 온전한 선택이었고 필요한 경험이었다는 인식의 전환이 필요하다.

 역사학자나 과거 데이터를 바탕으로 결과를 해석하는 사람들의 공통점이 무엇인지 아는가?
 이미 벌어진 결과를 데이터화하고 흐름을 읽은 다음 결과가 그렇게 될 수밖에 없었다는 결론을 내리고 그 상황에 기반하여 조언하는 것이다. 하지만 이미 벌어진 현상에 대한 데이터를 수집해서 일정한 흐름을 읽고 경우의 수를 따져서 해석하는 것은 쉽지만 자신이 그 당시 그 상황에 놓여있었다고 해도 그렇게 객관적 분석을 하고 선택할 수 있었을까? 아마 그렇지 못할 가능성이 클 것이다.
 인생은 매 순간이 배움의 과정이므로 그 당시 그 상황의 선택과 경험을 통해서 자신의 현주소를 알아가고 다음 지향점을 모색해 가는 것이다. 따라서 과거의 모든 경험은 현재 입장에서 후회할 여지가 있다고 하더라도 그 당시 그 상황에서는 최선의 선택이었다는 것을 잊지 말기 바란다.

 과거에 대한 후회를 멈출 방법이 있을까?
 과거라는 단어는 고정불변일 것 같은 이미지를 준다. 그래서 달리 어떻게 손을 써 볼 수 없을 것이라는 생각이 지배적이다. 하지만 과거는 손을 써 볼 수 없는 영역이 아니라 바꿀 수 있다는 희망의 메시지를 먼저 전하고 구체적인 방법을 제시하고자 한다.
 우리가 생각하는 과거는 사실(Fact)과 해석(Interpretation)이 뭉뚱그려진 것으로의 과거이다. 즉, 사실에 대한 해석으로 상황이 변화하는 과거가 있을 뿐 고정불변의 객관적 과거가 존재하는 것이 아니라는 의미이다.

 예를 들면, 과거의 어떤 일을 떠올렸을 때 항상 같은 방식의 기억이 떠오르는 것이 아니라 다른 방식으로 기억이 변하는 것을 볼 수 있다. 만일 객관적 과거가 존재한다면 동일한 과거가 떠올라야 하는데 기억이 변하는 것은 사실(Fact)로서의 과거가 바뀌는 것이 아니라 지금 여기의 현재 의식이 과거를 해석하는 방식이 달라지기 때문이다. 과거는 현재 의식의 영향을 받아 같은 사안에 대해서도 매번 다른 기억으로 변화될 수 있는 것이다.

 이를 통해 과거는 현재의 마음 상태에 따라 해석이 달라지는 것이고 우리가 과거로 인해서 괴로움을 겪거나 과거에 대해 후회하는 것은 객관적 사실 자체로 인한 것이 아니고 해석에 의한 것임을 알 수 있다. 따라서 과거를 치유하는 것은 현재 의식을 알아차리고 선택함으로써 가능하다.

 현재 의식을 선택한다는 말은 기존의 관념적 가치−피해의식, 맹목적 가치, 편협한 가치 등−로 사실(Fact)을 해석하는 것이 아니라 지금 여기를 살아가는 자신이 가장 건강하고 행복한 삶을 살 수 있는 해석을 선택하는 것을 말한다.

 모든 개인의 인식은 철저히 주관적이기에 절대적 객관이란 존재할 수 없다고 이미 전제했다. 모든 현상과 경험이 주관적일 뿐이라면 자신이 행복할 수 있는 해석을 선택하는 것도 가능하다. 과거를 관념적 가치에 준해서 해석하여 자신에게 후회와 불행이 남는다면 과연 이런 선택을 할 필요가 있을까?

 인생에서 선택이 제한되어 있는 것처럼 보이지만 사실 선택의 문은 무한히 열려있다는 것을 명심하자. 그러나 어떤 문을 열 것인지 선택해야 하는 사람은 자신이다.

불만족스러운 현재를 벗어날 수 있는 방법은 무엇일까?

우리는 행복을 추구하는 과정에서 현재를 희생해서 미래의 행복을 준비한다는 관념을 진실로 받아들이곤 한다.

'고진감래(苦盡甘來)'나 'No Pain, No Gain'이라는 표현은 현재는 힘들지만 미래의 행복을 위해서 참고 견뎌내자는 의미다. 이러한 표현은 있는 그대로의 상태를 받아들이지 못하고 이상적 행복을 설정하고 환상을 좇는 것을 단적으로 보여준다.

원하는 것을 얻기 위해서는 일정한 희생이 따른다는 식의 사고는 대부분의 사람들이 가진 지배적인 생각이다. 하지만 이런 가치관은 삶의 행복을 이분법적으로 생각하는 관념의 한계를 품고 있다고도 볼 수 있다. 마치 흑백논리처럼 좋은 것과 나쁜 것이 명확하게 분리되어 있다는 관념에 근거한 것이다.

만일 위와 같이 사고 한다면 인간은 이상에 다다르기 전까지는 행복에 이를 수 없고 항상 불만족 상태를 경험해야 한다. 그런데 안타깝게도 우리의 일상에서 이런 일이 매일 벌어지고 있다.

이상적으로 추구하는 어떤 상태에 이르기 위해 힘들고 어려운 과정을 참고 견디지만 그 결과를 경험한다고 행복할까? 그리고 설령 관념적으로 설정한 이상에 다다른다고 그 행복이 지속될까? 지속된다면 그 행복이 얼마나 지속될까? 그 행복의 김이 식기도 전에 또 다른 고지가 보이면서 다시금 고군분투해야 하는 현실이 시작되지는 않을까?

결국 '불만족스러운 현재'의 핵심은 어떤 상황 자체가 아닌 상황을 해석하는 마음 상태에 있는 것이다. 가상의 행복을 설정해놓고 끝없이 이상을 좇는다면 행복은 항상 저 너머의 신기루요 동경의 대상일 뿐 결코 나와 함께

거하는 동반자는 될 수 없다.

그럼 현실에서 행복을 경험하기 위한 방법은 무엇일까?

바로 지금 여기의 모든 경험과 해석을 자신의 상태를 비춰주는 거울로 받아들일 때, 담담한 인과의 흐름으로 볼 때 그리고 더 나아가 현재의 경험과 해석을 통해서 자신이 진정 원하는 행복을 선택하는 기회로 볼 때이다.

현재는 그 이전 시점에서 선택한 원인이 결과로 드러난 것이다. 과거에 대한 후회의 문제가 해결되었다면 현재는 아주 자연스러운 인과의 흐름일 뿐 누구의 강요나 당위성에 의해 강제로 움직여야 하는 불행한 상황이 아니다. 자신이 선택한 원인에 의해 결과를 경험하는 순간이 현재이다.

더 나아가 현재는 지금 여기에서의 경험을 토대로 무엇이 가장 가슴에 와 닿는 행복인가를 선택하고 새로운 원인을 지어가는 시작점이다. 그런 의미에서 현재는 자신의 운명을 결정하는 시점으로서 가장 중요한 시간과 공간이다.

불안한 미래라는 심리적 장애는 어떻게 해결할 수 있을까?

시간에 대해 인류 대부분이 가진 뿌리 깊은 오해 중의 하나는 시간을 과거-현재-미래의 일방적이고 순차적인 방식으로 본다는 점이다. 또 하나의 착각은 시간이 객관적이고 사실적일 것이라는 오해다. 시간은 얼핏 보기에는 한 방향으로만 흐르고 있는 것 같고 객관적으로 존재하는 것 같지만 사실은 동시적이며 주관적이다. 우리의 개념 안에 과거-현재-미래라는 가상의 시간이 있을 뿐 실제로 시간은 오직 한 순간만 허용되고 한 순간만 발현될 뿐이다.

과거는 이미 발생해서 지나가버렸기에 더 이상 존재하지 않고 미래는 아직 발생하지 않아서 존재하지 않는다. 현재 역시 현재라고 붙잡으려는 순간 지나가 버리기 때문에 현재마저도 실제로는 잡을 수 없다. 지금 여기라는 시간과 공간은 오직 한순간만 허용되고 발현될 뿐이기에 다음 순간에 똑같은 경험이 일어날 수 없다.

　인간이 생각하는 과거나 미래는 사실로서의 과거나 미래가 아니라 지금 여기의 현재 의식이 정신적으로 구현한 가상의 개념일 뿐이다. 따라서 불안한 미래를 극복할 수 있는 유일한 길은 지금 여기의 현재 의식에서 자신이 진정 원하는 선택과 원인을 짓는 것뿐이다.
　그러한 선택과 원인을 지었음에도 불구하고 자신이 원하는 수준의 결과에 미치지 못할 때는 투여된 에너지가 원하는 결과를 만들 만큼 충분치 않았다는 인과의 원리를 인정하면 된다. 이러할 때 우리는 더 이상 미래에 대해서 불안하지 않게 된다.
　모든 것은 철저히 원인에 따른 결과의 흐름일 뿐임을 안다면 행운이라거나 악운이라는 개념은 성립될 수 없다. 인과를 모를 때만 행운이나 악운이라는 개념이 가능한 것처럼 보이고 그에 따르는 시비(是非)와 희비(喜悲)가 가능한 것처럼 보일 뿐이다. 하지만 모든 것은 철저히 원인과 결과의 흐름일 뿐임을 안다면 어떠한 현상에서도 그저 철저한 사실의 흐름만 볼 뿐이다.

　지금 이 순간을 사는 방법은 사실 간단하다.
　과거-현재-미래는 객관적으로 존재하는 것처럼 보이지만 사실은 이 삼세(三世)가 오직 지금 여기에서 펼쳐질 뿐임을 알고 실천하면 된다.
　그대가 어느 한 지점에 서 있다고 가정해 보라. 그리고 거기서 한 발 내디뎌라. 한 발을 내디딘 후 한 점에 멈춰서 뒤를 돌아보면 그것이 과거이다. 머물러 있는 그 지점이 현재다. 그리고 다음 내디딜 지점이 미래다. 하지만 이미 내딛고 지나온 점은 더 이상 존재하지 않고 아직 내딛지 않은 점도 존재하지 않는다. 지금 한 지점에 서 있다고 생각하지만 그 지점도 한 지점이라고 생각하는 바로 그 순간 뒤로 밀려난다. 그래서 영원한 현재도 존재하지 않는다.

오직 매 순간 지금 여기가 존재할 뿐 고정된 객관적 시간과 공간으로서의 과거-현재-미래는 한 번도 존재했던 적이 없고, 지금도 존재하지 않고, 앞으로도 존재하지 않는다.

[구체적 명상 수행 방법]
① 명상 자세를 취한 뒤 강한 대상에 마음을 전향한다.
② 마음이 강한 대상(지금 여기의 대상)에 집중함을 알아차린다.
③ 마음이 현재의 대상을 놓치고 다른 대상으로 전향함을 알아차린다.
④ 마음이 각 대상에서 과거로 달려가고 미래로 달려감을 알아차린다.
⑤ 마음이 지금 여기의 의식에서 과거와 미래를 재생산하고 재해석하는 모든 과정을 알아차린다.
⑥ 마음이 어떠한 대상이든 하나의 대상을 알아차림 할 때 과거도 미래도 존재하지 않음을 알아차린다.
⑦ 과거와 미래가 따로 존재하는 것이 아니라 오직 지금 여기만 존재할 뿐임을 알아차린다.

◇◇◇

6. 과거 치유 명상

사람에게 가장 큰 장애 중의 하나가 과거의 상처다.

인간은 기억 능력이 발달한 존재이기 때문에 한 번 발생했던 일 중 강한 인상으로 남았던 기억은 잘 잊혀지지 않으며 특히 부정적인 인상은 더욱 그러하다.

그래서 과거로 인한 상처를 극복하기 위해서 두 가지 해결책을 제시하고자 한다.

첫째는 상처라고 믿는 것들이 왜 상처가 될 수 없는지 알아야 한다.

둘째는 상처라는 부분을 뛰어넘을 수 없다면 어떻게 아물게 할 것인지에 대한 해결책이 있어야 한다.

많은 이들이 과거의 부정적 경험을 통해 형성된 강한 이미지가 기억으로 남아 있어서 그와 비슷한 또는 그 당시의 상황을 떠올리게 만드는 특정한 환경을 맞닥뜨리면 정신적 육체적으로 고통을 당하기도 한다.

우리 속담에 "자라 보고 놀란 가슴 솥뚜껑 보고 놀란다"는 표현이 있는데 과거의 상처가 현재에서 재현되는 상태를 이른다. 사람에 따라서 시간이 지나고 나니 상처가 치유되었다는 사람도 있고 그렇지 않다는 사람도 있다.

그렇다면 시간이 지나서 상처가 치유되었다는 사람은 과연 시간이 해결의 핵심이었을까?

명상에서는 시간을 치유의 핵심으로 보지 않는다. 만일 시간이 흘러서 치유가 된다면 모든 사람은 시간이 지나면 저절로 치유가 되어야 하는데 그렇지 않은 사람도 있고 오히려 더 악화되는 사람도 있기 때문이다.

사실 치유의 핵심은 '현재 의식의 변화'이다.

현재 의식이 과거를 인식하는 방식이 달라져서 과거를 더 이상 상처가 아닌 다른 것으로 해석할 수 있는 인식의 전환이 있었기 때문에 치유가 일어난 것이다. 그런데 그런 인식의 전환이 일정 시간이 지난 후에 일어났기 때문에 얼핏 보기에 시간이 치유하는 것 같이 느껴져서 '세월이 약'이라는 식으로 말하는 것일 뿐이다. 하지만 세월이 아무리 흘러도 인식의 전환이 없고 그에 따라 해석이 달라지지 않으면 상처는 치유되지 않는다.

앞 장의 '지금 이 순간을 사는 명상'에서 '과거는 사실(Fact)과 해석(Interpretation)이 뭉뚱그려져 있는 것'이라고 이미 언급했다.

어떤 이들은 과거는 동일하고 객관적이고 실제적 힘을 가졌다고 믿고 있지만 사실은 그렇지 않다. 우리가 인식하는 과거는 동일하지 않고 객관적이지 않고 실제적 힘을 가지고 있지 않지만 우리가 그럴 것이라고 믿는 착각으로 인해 그렇게 보이고 그러한 힘을 발휘하는 것이다.

우리 인식 속의 과거는 사실과 해석으로 뭉뚱그려진 가상의 과거이다. 사실 자체는 이미 그 시점에서 종료되어 더 이상 현재에 영향을 끼칠 수 없음에도 불구하고 과거로 인해서 당시의 고통이 끊임없이 재현되는 것처럼 느껴지는 것은 사실로 인한 것이 아니고 해석으로 인한 것이다.

왜곡된 신념체계를 바꾸지 않으면 몸과 마음으로 왜곡된 현상을 경험한다. 이 말은 우리가 과거로 인해 고통받는다고 생각하지만 고통의 직접적 원인은 사실(Fact)에 있는 것이 아니라 해석(Interpretation) 있다는 말이다.

꿈속에서 쫓겨본 경험이 있는가?

꿈이 꿈인 것을 모르면 꿈속의 현실은 진짜 현실처럼 인식되기 때문에 마음속에서뿐만 아니라 몸에서도 똑같은 현실을 경험한다. 꿈속에서 호랑이에게 쫓길 때 꿈인 줄 모르면 죽어라 뛰고 숨이 턱까지 차고 공포심이 극에 달해 온몸의 털이 곤두서고 온몸이 땀으로 흠뻑 젖는다.

그런 상황의 꿈속에서 그대는 유유자적할 수 있겠는가? 그러기 쉽지 않을 것이다.

꿈이 꿈인 줄 모르는 상태에서는 꿈이어도 현실과 똑같은 정신적·육체적 경험을 한다. 하지만 우리가 꿈에서 깨고 나면 그 호랑이는 온데간데없고 그렇게 죽어라 도망쳤던 그 길도 없고 남은 것은 허망한 마음과 땀으로 젖은 몸뿐이다.

꿈의 비유를 통해서 알 수 있듯이 꿈을 깨야 꿈속의 현실을 벗어날 수 있다. 꿈속에서 아무리 발버둥 쳐도 꿈속의 현실을 벗어날 수 없듯이 과거의 상처 역시 자신의 상처가 꿈과 같은 정신적 현상이라는 것을 이해하기 전에는 과거의 상처로부터 생겼다고 믿는 괴로움을 치유할 수 없다.

과거는 사실과 해석의 조합이고 사실이 우리를 괴롭게 하는 것이 아니고 해석이 우리를 아프게 한다는 것을 이해했다면 결국 열쇠는 해석이 쥐고 있는 셈이다. 과거 치유 명상에서는 우리 인식 속의 과거는 실재하는 과거가 아니고 현재 의식에 의해서 각색된 과거이고 이름표가 과거일 뿐 실제로는 현재 의식일 뿐이라는 것을 일깨워 준다.

과거의 한 사건을 떠올려 그 사건을 묘사해 보라고 하고 그에 수반되는 생각과 감정을 살펴보면 현재 의식 상태에 따라 다른 기억과 생각 감정으로 변화되어 있는 것을 알 수 있다.

이해를 돕기 위해 예를 들어보자.

어떤 사람이 10년 전에 사기를 당했다. 그 일로 인해서 경제적으로 큰 어려움을 겪었고 지난 10년 동안 눈코 뜰 새 없이 바쁘고 힘들게 살아야 했다. 이런 노력으로 인해 이 사람은 10년 만에 큰 성공을 이뤘다.

이 사람에게 경제적으로 가장 어려운 시기에 사기를 당한 사건을 떠 올리게 해 보자. 그러면 이 사람 기억 속의 사기 사건은 말할 수 없이 고통스럽고 그 사기꾼은 죽일 만큼 미울 가능성이 클 것이다.

그리고 이번에는 성공을 거둔 후 다시 그 사기 사건을 떠올리게 해 보자. 그러면 이 사람 기억 속의 사기 사건은 자신이 성공할 수 있는 밑거름이 되어준 값진 교훈이고, 그 사기꾼은 이 사람의 인생에서 자신의 가능성을 열도록 계기가 된 사람으로 인식될 수도 있다.

과거를 떠올렸을 때 현재 의식에서 과거를 동일한 방식으로 인식하는 경우도 있을 수 있다. 하지만 우리는 현재 의식에 의해서 과거를 해석하는 방식이 달라진다는 것을 경험을 통해 알 수 있다.

이런 관찰과 경험을 통해서 우리는 사실(Fact) 자체가 괴로움의 원인이 아니고 해석(Interpretation)이 괴로움의 원인임을 다시 한번 확인할 수 있다. 현재 의식이 해석을 달리하면 과거가 다르게 인식된다는 사실을 통해 우리는 과거를 어떻게 치유할 수 있는지에 대한 실마리를 잡은 셈이다.

과거가 객관적으로 존재하는 것이 아니라면 결국 현재 의식이 어떻게 해석하느냐에 따라 자신이 과거의 망령에 계속 붙들려 살 것인지 아니면 과거에서 해방될 것인지를 스스로 결정할 수 있음을 알 수 있다.

[구체적 명상 수행 방법]
① 명상 자세를 취한 뒤 상처로 남아있는 과거를 떠올린다.
② 그 과거를 떠올렸을 때의 몸과 마음의 변화를 알아차린다. 구체적으로 불안, 분노, 좌절, 슬픔, 수치심, 자책 등과 같은 정신적 현상과 호흡, 맥박, 체온, 몸의 떨림, 입이 마르는 느낌 등과 같은 신체적 현상의 변화를 알아차린다. 억지로 평정을 유지하려 하기보다는 그저 몸과 마음의 변화를 지속적으로 알아차린다.
③ 주기적으로 동일 사건을 떠 올려보고 ②와 같이 알아차림 하면서 현재 의식 상태에 따라 동일 사건에 대한 몸과 마음의 반응 차이를 알아차린다.
④ ③과 같이 알아차림 함으로써 현재 의식이 해석을 달리하여 과거에 대한 해석이 달라지고 있음을 알아차린다.
⑤ 위 ①~④의 과정을 통해 마음은 조건화되어 있고 알아차림을 통해 객관적 해석이 가능해짐을 알아차린다.

과거 치유 명상의 핵심은 현재 의식이 과거를 재해석하고 매 순간 과거를 새롭게 재구성한다는 것을 이해하는 것이다.
알아차림을 통해 자신의 현재 의식을 점검할 수 있고 해석의 변화를 통해 자신의 인식 구조에 대한 이해를 높임으로써 더 이상 관념적이고 습관적인 해석에 빠지지 않을 수 있다. 피해의식을 떨치고 나오면 같은 경험 속에서도 새로운 가치를 발견할 수 있고 지금 여기에서 가장 유익한 선택을 함으로써 건강하고 행복한 삶을 살 수 있다.

◇ ◇ ◇

7. 참회 명상

  요즘은 수레 끌 일이 없지만 비유적으로 이런 예를 한 번 들어본다.

  그대가 수레를 끌고 어딘가를 향해 가고 있다. 그 수레에는 그대 자신이 실어 놓았다는 것조차 잊어버린 무거운 짐들이 가득 실려있고 그 짐들은 그대의 힘을 소진시키고 지치게 한다.

  수레를 끄는 내내 이상하게 수레가 무겁다는 느낌이 들지만 자신은 그 짐들을 실었다는 것을 잊어버렸기에 그냥 수레를 끌고 간다. 그러다 너무 힘이 들어 수레를 멈추고 덮개를 걷어보니 자신이 기억하지도 못하는 사이에 실어 놓았던 많은 짐이 있었다는 것을 알게 된다.

  기억하지 못했지만 나중에 무거운 짐이 실려있다는 것을 발견했다면 어떻게 해야 할까?

  당연히 그 물건들을 처리해야 할 것이다. 꼭 필요한 것이라면 무거워도 싣고 가야 할 것이고 그렇지 않다면 버리거나 잠시 어딘가에 내려놓아서 수레의 무게를 덜어내야 할 것이다.

  누구나 인생이 버겁고 힘들다는 생각해본 적이 있을 것이다. 삶의 무게는 타인이 내 어깨에 부과시키는 것이 아니다. 스스로 삶의 무게를 짊어지는 것이다. 그러는 사이에 어깨가 점점 무거워지면 문득 무언가가 잘못되었다는 것을 느끼고 무엇이 어깨를 짓누르고 있는지 살펴보려 할 것이다.

  삶의 모든 것은 철저히 인과적이다. 원인을 지으면 반드시 결과가 따라온다. 단지 우리의 제한된 이해로는 정밀하게 살펴볼 수 없기 때문에 언제 어떤 식으로 결과가 드러날지 모를 뿐이다.

그럼 어깨를 짓누르는 짐은 무엇일까?

그것은 바로 하지 않아야 할 것을 한 것으로부터 기인한 결과이다. 하지 않아야 할 것을 한 것이 삶의 짐이 되는 것이고 그것이 인과의 법칙이다.

하지 않아야 할 것이란 '원인을 짓지 않고 결과를 바라는 것과 원인을 지어놓고도 결과를 받지 않기를 바라는 것'을 이르는데 이것이 '무지(無知)'이다. 원인을 짓지 않고 결과를 바라는 것은 욕심이다. 욕심은 자기 것이 될 수 없는 것을 자기 것으로 만들고자 하는 마음 상태고 항상 불균형을 초래한다.

어느 한쪽이 균형을 깨고 더 취하면 반대쪽은 반드시 결핍이 생긴다. 에너지는 균형을 유지하기 위해 결국 억지를 부린 쪽을 무너지게 만들어 다시 균형을 만든다.

주지 않는 것을 뺏거나 갖지 않아야 할 것을 취하는 것이 원인을 짓지 않고 결과를 바라는 것이다. 이것은 에너지의 불균형을 만들어 다른 사람의 마음속에 상처를 남기고 자신의 마음속에서도 빚을 남긴다.

또 원인을 지어놓고도 결과를 받지 않기를 바라는 것도 욕심이다. 이는 무거운 돌을 달고 물 위로 떠오르기를 바라는 것과 같은 무지이다. 어떤 식으로든 원인을 지었으면 반드시 결과를 수용할 수밖에 없음에도 불구하고 결과를 회피하고자 하는 마음을 이른다. 특히 자신이 원하지 않는 결과가 나타날 때 있는 그대로 받아들이지 못하고 회피하는 것은 인과를 부정하는 것이다.

삶이 힘들고 버겁다고 느낄 때 그 속을 들여다보면 불균형을 균형으로 되돌리지 않았기 때문이라는 것을 알 수 있다. 갖지 않아야 할 것을 가져서 오는 마음의 짓눌림과 책임져야 할 것을 회피하고자 할 때 오는 마음의 무거움이 우리 인생에서 짐처럼 어깨를 짓누르는 것이다.

우리는 보통 참회를 도덕적 개념으로 생각하기도 하지만 진정한 참회는 인과적으로 삶을 보는 것에서 출발한다. 스스로 인과를 돌아봐서 원인을 짓지 않고도 결과를 바라거나 원인을 지어놓고도 결과를 받아들이지 않으려고 하는 마음을 반성하며 원인과 결과의 흐름을 담담하게 인정하고 받아들일 때 평화를 경험할 수 있다.

우리는 살면서 의식적이든 무의식적이든 인과를 부정하고 욕망과 무책임으로 치닫기도 한다. 그 과정에서 에너지의 불균형이 생기면서 일시적으로 한쪽은 불로소득을 누리고 다른 한쪽은 결핍을 겪기도 한다.

이런 불균형을 해결하기 위한 인위적인 노력이 타인에 대한 부정적 감정이나 행동의 표출, 권리회복을 위한 행동들로 드러나기도 한다. 그리고 불균형의 정도가 커지거나 장기화되면 극단적인 행동으로 치닫기도 하는데 대표적인 예로 복수 같은 것이 있다.

어느 한쪽이 불균형으로 인한 결핍이나 억압을 참지 못하고 극단적인 행동을 하면 상대도 다시 극단적인 보복을 하며 악순환이 생긴다. 만일 강한 쪽이 강압적으로 상대를 제압하고 폭력을 가해 몸과 마음의 불균형을 만들었다면 약한 쪽은 힘으로 대적할 수 없을 때는 참고 있지만 언젠가 그 치욕을 갚고자 마음먹을 것이다.

이때 악순환의 고리가 회전한다.

인간의 의지적 개입 여부와 상관없이 모든 것은 균형으로 돌아간다. 그럼에도 불구하고 스스로 균형을 회복하려는 시도와 노력을 하는 것은 자신의 삶에 책임을 지는 것이고 정신적으로 더 성장할 수 있는 토대를 만드는 것이다.

조사하면 드러날 일을 미리 실토하는 것이 나은 것처럼 스스로 자신의 허물을 인정하고 책임지는 자세가 참회의 본질이다. 과거를 청산하지 않고 미래로의 전진은 불가능하다. 우리의 과거는 단순한 과거로 머물러 있지 않고 끊임없이 현재의 선택과 경험에 영향을 미친다. 따라서 과거를 참회하는 것은 현재를 치유하는 것이며 동시에 건강한 미래를 창조하는 것이다. 결국 과거에 대한 참회는 지금 여기의 현재 의식을 정화하는 것이다.

참회를 위한 명상문을 하나 제시한다.

나 역시도 다음에 나오는 참회의 명상문을 통해 '지금 여기'의 의식을 다시 한번 정화하는 계기로 삼는다.

[구체적 명상 수행 방법]

① 자신이 편안함을 느끼는 자세를 취한다.
② 아래 참회의 명상문을 마음속으로 암송하며 그 느낌에 집중한다.
　외울 수 있다면 외운 후 느낌에 집중하고 외우지 못할 경우 아래 명상문을 출력하여 여러 번 읽고 느낌에 집중한다.
③ 네 가지 결심을 마음속으로 암송하며 명상을 마친다. 시간은 자신이 원하는 만큼으로 하면 된다.

알아차림 명상을 한다면 그 전에 참회 명상을 하고 그 명상 후에 네 가지 결심을 하는 것도 좋다.

'기억하든 기억하지 못하든, 의도를 이해하였든 이해하지 못하였든, 지어진 모든 선하지 않은 행위를 참회합니다. 고통받으신 모든 존재님들께 온 마음으로 참회하며 용서를 구합니다. 부디 이 참회를 받으시어 모든 고통스러운 기억으로부터 벗어나시어 이 시간 이후로는 항상 행복하시길 기원합니다. 다시는 선하지 않은 행위를 짓지 않겠습니다.'

참회 명상 후에 다시 네 가지 결심을 하면 자신의 의식을 맑게 유지하는 데 도움이 된다.
첫째, 이미 일으킨 선하지 않은 행위는 지금 바로 중지합니다.
둘째, 아직 일어나지 않은 선하지 않은 행위는 일으키지 않습니다.
셋째, 이미 일으킨 선한 행위는 지속합니다.
넷째, 아직 일어나지 않은 선한 행위는 지금 바로 일으킵니다.

참회 명상에서는 도덕적 관념 수준의 참회를 하는 것이 아니다. 무지로 인한 의도와 행위를 가슴 깊이 참회하는 것이며 자신의 현재 의식을 정화하는 것이다.
참회 명상과 네 가지 결심은 알아차림 명상 전이나 후에 또는 두 번 다 하기를 권한다. 참회 명상 자체로도 유익하지만 마음을 정화시켜줌으로써 투명해진 마음이 좀 더 정밀하게 현상을 알아차림 할 수 있도록 도울 것이다.

참회 명상을 할 때 놓치지 않아야 할 부분이 있다.
위에 제안한 참회의 명상문을 암송하거나 네 가지 결심을 되뇌는 것도 유익하지만 더 중요한 것은 자신의 마음이 진심이어야 한다는 점이다. 즉, 참회를 했다는데 의의를 두는 방식의 참회는 큰 의미가 없다.

진심으로 참회를 해보면 타인이 느끼기 전에 자신의 가슴에 먼저 공명이 생긴다. 그 공명의 수준이 곧 진실의 수준을 드러내기 때문에 그것을 스스로 느끼지 못한다면 타인에게 감동이 전해질 리가 없다.

이러한 참회를 통해 마음은 깊이 정화된다. 이때 비로소 기존에 옳다고 믿어왔던 아집과 독선, 분리와 단절 등을 내려놓을 수 있고 더 이상 나와 남이 구별되지 않는 깊은 평화를 경험할 수 있다.

8. 용서 명상

우리가 가진 가치 체계에서는 선악과 시비를 가릴 수 있는 준거 기준들이 불문율이나 성문율로 존재한다.

불문율은 대개 도덕이나 윤리라는 개념으로 정도의 차이는 있지만 사회 구성원 다수가 동의하고 공유하는 긍정적 가치를 지향한다. 이러한 불문율로서의 도덕이나 윤리는 문화나 경험 수준에 따라서는 정반대로 드러나기도 하고, 어떤 곳에서 중요한 것들이 다른 어떤 곳에서는 중요하지 않은 것으로 나타나는 경우도 있어 지역, 시대, 인종, 종교, 문화, 성별 등에 의한 충돌이 일어날 소지가 있다. 따라서 불문율은 지엽적이고 특수성이 강하다는 한계가 있다. 비록 강제성은 없지만 지키는 것이 더 유익하다고 생각되는 가치이다.

성문율은 강제성을 띤 준거이기 때문에 강한 법적 구속력을 갖는다. 지키지 않으면 개인의 자유가 제한된다. 불문율보다 보편성을 띠지만 여전히 문화적 특수성의 한계가 있을 수 있다.

인간의 마음속에 용서라는 개념이 생긴 것은 불문율과 성문율이라는 개념이 생기면서 선악과 시비를 판단할 수 있는 근거가 생겼기 때문이다. 그런데 불문율과 성문율은 선악과 시비 판단의 근거로서 상당한 오류의 소지를 안고 있기도 하다. 이것들은 여전히 관념적 산물이기 때문에 상황에 따라 기준이 달라지고 그에 따른 가치 판단도 달라질 수 있다. 그 결과 개인 또는 준거 집단에 따라 가치의 시간 차와 공간 차가 발생할 수 있다.

가치의 시간 차는 과거에 통용되던 가치가 현대는 통용되지 않는 가치라는 의미이다. 예를 들면, 조선 시대 '남녀칠세부동석(男女七歲不同席)'이라는 가치는 현대에서는 더 이상 통용되지 않는다.

가치의 공간 차는 한 지역에서 통용되는 가치가 다른 지역에서는 통용되지 않는 가치라는 의미이다. 예를 들면, 식사 시 트림을 하거나 코를 푸는 행위는 어떤 문화권에서 무례하게 인식되는 반면 다른 문화권에서는 자연스러운 생리 현상으로 인식된다.

선악과 시비의 가치 판단 근거가 개인과 준거 집단 및 가치의 시간 차와 공간 차에 의해 충돌할 소지가 다분하기 때문에 우리는 두 가지 융통적 사고를 가질 필요가 있다.

첫째, 특정 준거 집단에 속할 때는 가치의 시간 차와 공간 차를 인정하고 적절한 선택을 하는 미덕을 갖추는 노력을 하는 것이다. 명상에서 이 개념을 속제(俗諦)라고 하는데 '세속적 가치'를 의미한다.

둘째, 관념적 가치의 태생적 한계를 이해하고 존재 본연의 가치인 차별 없는 마음 상태에 이르도록 노력하는 것이다. 명상에서 이 개념을 진제(眞諦)라고 하는데 '초월적 가치'를 의미한다.

인간의 삶은 속제와 진제가 분리되어 있는 것 같지만 사실은 속제와 진제가 분리될 수 있는 것이 아니다. 진제를 이해하지 못하고 경험하지 못한 의식 상태에서는 명확한 분리가 존재하지만 진제를 깨달은 이들에게 속제는 융통성의 문제일 뿐 당위성으로 인식되지 않는다.
 두 가지 가치 중 하나의 가치, 즉 관념적 가치(속제)만 이해하고 수용할 수 있는 의식 상태라면 조금 더 시간을 두고 스스로 반조해 보고 선택할 수 있도록 배려할 필요가 있다.

 그럼 용서라는 개념은 어떤 의식에서 통용될까?
 당연히 관념적 가치(속제) 범주의 의식 상태에서만 통용되는 것이다. 용서하거나 용서받는 것은 어느 한쪽이 잘못을 하고 다른 한쪽이 그 잘못으로 인해 피해를 입거나 고통을 받았다는 의식에서만 성립된다는 의미이다. 이런 인식의 기저에는 독립된 주체로서의 개별 자아가 있고 가치 판단의 근거가 확고부동하다는 믿음이 깔려있다. 따라서 용서 명상을 위해서는 두 가지 방법이 제시될 수 있다.

 고정된 자아와 확고부동한 가치판단의 근거가 있다고 생각하는 의식 상태의 사람들은 자신이 더 나은 사람이라거나 피해자라는 인식이 있을 때만 용서를 고려할 수 있다. 이러한 경우에 하는 용서 명상을 이해의 편의를 위해 '무아임을 알지 못하고 하는 용서 명상'이라고 부르기로 한다. 이 표현이 불편하게 느껴질 수도 있겠지만 무아임을 알고 하는 용서 명상을 읽고 나면 불편한 저항감이 무아를 모를 때에만 발생한다는 것을 이해할 수 있을 것이다.

다음은 고정된 자아와 확고부동한 가치판단의 근거가 성립될 수 없음을 아는 의식 상태의 사람들이 용서할 때인데 이런 의식 상태의 소유자들에게는 용서라는 말 자체가 부적합하다. 비록 언어적으로 한계가 있는 표현이지만 이해를 위해 사용하기로 한다.

이러한 경우에 하는 용서 명상을 이해의 편의를 위해 '무아임을 알고 하는 용서 명상'이라고 부르기로 한다.

이미 앞 장들에서 자아와 무아가 무엇인지를 설명했지만 다시 설명하겠다. 자아란 시간과 공간의 변화에 상관없이 동일 속성이 유지되고 통제력을 갖고 있는 어떤 것을 이른다.

무아란 조건에 따라 한순간에 하나의 정체성을 발현할 뿐 고정되고 영속적인 동일 정체성을 유지할 수 없고 맥락 안에서만 존재하는 정체성이다.

우리가 명상하는 목적은 단순하다. 그저 행복해지기 위해서다. 행복이 목적일 뿐이다.

용서 명상에서 두 가지 방식의 명상법을 제시하는 이유는 간단하다. 현재 자신의 상태에서 가장 적합한 수준의 명상법을 통해서 행복할 필요가 있기 때문이다.

자신이 생각하는 자아가 있다는 의식의 소유자에게 무아임을 알고 하는 명상을 하라고 애타게 호소하더라도 받아들이기 힘들 것이다. 이런 경우라면 무아임을 알지 못하고 하는 용서 명상을 통해서 스스로 행복을 경험해 볼 필요가 있다.

[무아임을 알지 못하고 하는 용서 명상 1]

① 자신에게 가장 편안한 명상 자세를 취한다.

② 눈을 감고 과거의 상처 중 가장 강한 인상으로 남은 기억 하나를 떠올려 본다.

③ 당시의 상황과 가해자를 구체적으로 떠올려 본다.

④ 상처의 상황과 가해자를 떠올릴 때 육체적·정신적 반응을 알아차린다.

⑤ 가해자가 자신과 마주보는 자세로 자신의 30cm 앞에 앉아있다고 상상한다.

⑥ 현재 자신 앞에 있는 가해자가 과거의 가해자와 동일인처럼 느껴지는지 알아차림 해본다.

⑦ 자신도 과거에 피해를 당한 그 피해자와 동일인처럼 느껴지는지 알아차림 해본다.

⑧ 가해자와 피해자 둘 다 과거 시점의 동일인이라고 느껴지는지 알아차림 해본다.

⑥~⑧의 과정을 알아차림 하면서 가해자와 피해자가 과거와 현재 동일인이라고 생각되면 다음으로 진행한다. 만일 가해자와 피해자가 과거와 현재의 모습 및 상태가 달라져서 동일인이 아니라고 생각되면 무아임을 알고 하는 명상으로 전환한다.

⑨ 가해자의 나이가 5세 아이 시점으로 돌아간 상태를 상상하고 5세 아이인 가해자를 바라본다. 가해자인 5세 아이에게 용서의 마음이 생기는지 분노하는 마음이 여전한지 알아차림 해 본다. 용서가 가능하면 상대를 열린 마음으로 안아준다.

⑩ 여전히 용서가 안 될 경우 가해자를 막 태어난 아이로 상상하고 바라

본다. 가해자인 0세 아이에게 용서의 마음이 생기는지 분노하는 마음이 여전한지 알아차림 해본다. 용서가 가능하면 상대를 열린 마음으로 안아준다.

⑪ 여전히 용서가 안 될 경우 당신도 0세 아이, 가해자도 0세 아이의 상태에서 서로를 바라본다. 용서가 가능하면 상대를 열린 마음으로 안아준다.

⑫ 여전히 용서가 안 될 경우 가해자가 정자와 난자 상태에서 수정되려는 상태를 상상하고 바라본다. 수많은 정자들이 난자를 향해 수정되기 위해 달려가는 그 상태에서 당신이 생각하는 가해자는 어떤 정자를 지목할 것인지 자문해 본다. 용서가 가능하면 상대를 열린 마음으로 안아준다.

⑬ 여전히 용서가 안 될 경우 당신이 미워하는 대상의 실체는 무엇이고, 미워하는 당신의 실체는 무엇이고, 미워하는 기준의 실체는 무엇인지 자문해 본다.

[무아임을 알지 못하고 하는 용서 명상 2]
① 자신에게 가장 편안한 명상 자세를 취한다.
② 눈을 감고 과거의 상처 중 가장 강한 인상으로 남은 기억 하나를 떠올려 본다.
③ 당시의 상황과 가해자를 구체적으로 떠올려 본다.
④ 상처의 상황과 가해자를 떠올릴 때의 육체적·정신적 반응을 알아차린다.
⑤ 가해자가 자신과 마주보는 자세로 자신의 30cm 앞에 앉아있다고 상상한다.

⑥ 현재 자신 앞에 있는 그 가해자가 과거의 가해자와 동일인처럼 느껴지는지 알아차림 해 본다.
⑦ 자신도 과거의 피해자와 동일인처럼 느껴지는지 알아차림 해본다.
⑧ 가해자와 피해자 둘 다 과거 시점의 동일인이라고 느껴지는지 알아차림 해본다.

⑥~⑧의 과정을 알아차림 하면서 가해자와 피해자가 과거와 현재의 동일인이라고 생각되면 다음으로 진행한다.

만일 가해자와 피해자가 과거와 현재의 모습 및 상태가 달라져서 동일인이 아니라고 생각되면 무아임을 알고 하는 명상으로 전환한다.

⑨ 가해자가 늙고 병들어 죽음을 눈앞에 둔 상태로 바뀐 모습을 상상하고 가해자를 바라본다. 가해자인 늙고 병들어 생을 마감하는 단계에 다다른 이에게 용서의 마음이 생기는지 분노하는 마음이 여전한지 알아차림 해본다. 용서가 가능하면 상대를 열린 마음으로 안아준다.
⑩ 여전히 용서가 안 될 경우 가해자가 죽어 싸늘한 주검이 된 상태를 상상하고 바라본다. 죽어 세상을 떠난 가해자에게 용서의 마음이 생기는지 분노하는 마음이 여전한지 알아차림 해본다. 용서가 가능하면 상대를 열린 마음으로 안아준다.
⑪ 여전히 용서가 안 될 경우 당신과 가해자 모두 죽은 상태를 상상하고 서로를 바라본다. 용서가 가능하면 상대를 열린 마음으로 안아준다.
⑫ 여전히 용서가 안 될 경우 가해자가 죽어 시체도 남아 있지 않은 텅 빈 허공뿐인 상태를 상상하고 마음의 변화를 알아차림 해 본다. 용서가 가능하면 상대를 열린 마음으로 안아준다.
⑬ 여전히 용서가 안 될 경우 당신이 미워하는 대상의 실체는 무엇이고,

미워하는 당신의 실체는 무엇이고, 미워하는 기준의 실체는 무엇인지 자문해 본다.

[무아임을 알고 하는 용서 명상]
① 자신에게 가장 편안한 명상 자세를 취한다.
② 눈을 감고 과거의 상처 중 가장 강한 인상으로 남은 기억 하나를 떠올려 본다.
③ 당시의 상황과 가해자를 구체적으로 떠올려 본다.
④ 상처의 상황과 가해자를 떠올릴 때의 육체적·정신적 반응을 알아차린다.
⑤ 가해자가 자신과 마주보는 자세로 자신의 30cm 앞에 앉아있다고 상상한다.
⑥ 현재 자신 앞에 있는 그 가해자가 과거에 상처를 줬던 그 시점의 가해자와 동일인처럼 느껴지는지 알아차림 해본다.
⑦ 자신도 과거에 피해를 당한 그 피해자와 동일인처럼 느껴지는지 알아차림 해본다.
⑧ 가해자와 피해자 둘 다 과거 시점의 동일인이라고 느껴지는지 알아차림 해본다.
⑥ 만일 가해자와 피해자 모두 과거와 현재의 모습 및 상태가 달라져서 동일인이 아니므로 무아라고 인식되는지 알아차림 해본다.
⑦ 모든 것은 원인에 대한 결과이고 지금 여기에서 있는 그대로를 보는 의식에서 모든 것은 해석의 문제이며, 과거의 경험은 자신의 의식 상태를 비춰주는 거울일 뿐임이 이해되는지 알아차림 해본다.
⑧ 조건적으로 변화하는 존재와 현상에서는 동일 속성이 유지될 수 없어

용서하는 자도 동일하지 않고, 용서받을 자도 동일하지 않고, 용서의 기준도 동일하지 않음을 알아차림 하며 명상을 마친다.

◇◇◇

9. 뇌의 선택적 사용을 위한 명상

　뇌의 선택적 사용을 위한 명상에서는 우리의 뇌가 한순간에 하나의 일밖에 처리할 수 없고 모든 일을 순차적으로 처리할 수밖에 없다는 것을 이해하여 스트레스 상황을 현명하게 다룰 수 있도록 제안하는 명상법이다.
　많은 사람들이 인생을 통제하고 싶어 한다. 우리가 받은 교육은 마치 우리가 인생을 통제하는 것이 주도적인 삶이거나 진취적인 삶이라는 인상을 주기도 한다.
　하지만 명상을 통해서 얻는 지혜는 오히려 반대로 말한다.
　'인생은 통제의 영역이 아니라 대응의 영역이다.'
　우리가 할 수 있는 일이라고는 가능한 한 있는 그대로를 보는 지혜를 기르고 대응 가능한 단위로 나눠서 할 수 있는 만큼 하는 것뿐이다. 할 수 있는 선에서 최선을 다했다면 결과에 대해서 연연할 필요가 없다. 결과는 원인이 불러오는 것이지 자신의 기대나 희망에 달려있지 않기 때문이다.
　사람마다 한 번에 처리할 수 있는 일의 양이 다르다. 이 말은 한순간에 처리할 수 있는 뇌의 처리 능력이 다르다는 말과도 통한다. 생명이 위급하거나 어떤 절박한 상황에 맞닥뜨릴 경우 평상시에는 상상할 수 없을 정도의 능력과 힘을 발휘하는 경우도 있지만 보통 그런 극단적인 경우보다 소소하게 부딪히는 문제에서 다양한 정신적·육체적 한계를 경험하게 된다.

엄밀히 말하면, 한계는 없는 것이지만 의식 수준에 따라서 한계가 현실적으로 작용하기 때문에 정신적·육체적 측면에서의 현실적 한계를 인정하고 상황에 대처할 필요가 있다.

사람이 스트레스라고 불리는 상황을 만나면 정신적·육체적 불균형이 나타난다. 결국 모든 존재는 처리할 수 있는 수준보다 더 높은 수준의 상황이나 일과 직면하는 순간 스트레스를 받는다. 스트레스를 받는 사람과 받지 않는 사람의 유일한 차이는 처리 과정을 어떻게 정리하느냐에 따라 달라질 뿐이다.

예를 들어, 어떤 사람은 한순간에 10만큼 처리가 가능하고 다른 어떤 사람은 100만큼 처리가 가능하다고 가정해 보자.

이 두 사람에게 처리하는데 50이라는 에너지가 들어가는 어떤 일이 주어졌다면 한순간에 10만큼만 처리가 가능한 사람은 상당한 스트레스를 받을 것이다. 반면 한순간에 100만큼 처리가 가능한 사람은 전혀 스트레스를 받지 않을 것이다.

이번에는 이 두 사람에게 1,000이라는 에너지가 들어가는 어떤 일이 주어졌다고 가정해 보자. 두 사람 모두 스트레스를 받을 것이다.

하지만 한순간에 10만큼만 처리할 수 있는 사람일지라도 처리 방법이 있다면 그는 1,000만큼의 에너지가 필요한 일을 마주해도 스트레스를 받지 않을 것이다. 또한 한순간에 100만큼 처리가 가능한 사람일지라도 처리 방법이 없다면 그는 스트레스를 받을 것이다.

여기서 의미하는 처리 방법은 바로 모든 스트레스 상황을 '처리가 가능한 단위'로 나눌 수 있는 능력을 말한다. 한 순간에 100을 처리할 수 있는 능력이 있는 사람에게 1,000의 처리 능력이 필요한 일이 다가왔을 때 그것을 100씩 10회 나누어 처리할 수 있는 일로 바꾸어 생각하지 않고 단지 처리해야 할 총량인 1,000만 생각한다면 이 사람은 일에 압도당하고 많은 스트레스를 받을 것이다.

 다음으로 고려할 사항은 시간이다.
 자신이 한 번에 처리할 수 있는 양이 결정되었다면 결국 처리해야 할 총량을 처리 능력으로 나누면 얼마만큼의 시간이 필요한지 알 수 있을 것이다. 보통 스트레스를 받는 사람들은 주어진 일을 한 번에 또는 단기간에 처리해야 할 것 같은 강박으로 일에 압도당하는 경우가 많다.
 다음으로 고려할 사항은 자신이 가진 에너지를 어떻게 관리할 것이냐의 문제이다.
 처리량과 처리 능력을 고려하여 어느 정도의 시간이 필요한지 알았다고 하더라도 제한된 에너지를 오직 그 일만을 위해 사용할 수 없는 경우도 있기 때문에 에너지를 어떻게 효율적으로 관리할지 결정해야 한다.
 위의 세 가지가 파악되면 처리가 필요한 어떠한 일에도 자신이 가진 처리 능력과 에너지를 고려하여 대응이 가능하다. 이러한 방식으로 대응하면 스트레스에 압도당하여 몸과 마음이 소진될 일이 없다.

 마지막으로 한 가지 더 고려할 사항은 위와 같이 처리량, 처리 능력, 에너지를 고려하여도 기한 내에 처리할 수 없는 일은 어떻게 해야 할까?
 일을 분담하거나 줄일 수 있는 방법을 찾아서 최대한 기한 내에 처리할 수 있도록 노력하는 것이다. 만약 이 방법이 유효하지 않다면 개인의 입장에서는 할 수 있는 선에서 최선을 다하는 것 외엔 달리 대안이 없다. 이 경우는 최선을 다했다면 결과를 겸허히 받아들이는 것이 할 수 있는 일의 전부이다.

많은 경우 최선을 다했지만 결과가 기대보다 못 할 경우 실망하거나 자책하거나 환경과 주변을 탓하기도 하는데 그런 방식은 누구에게도 유익한 선택이 될 수 없다. 할 수 있는 한계를 넘어선 일에 대해서는 그 상태를 받아들이는 것도 마음의 평화를 위해선 필요하다. 결과가 무엇이든 결과를 있는 그대로 받아들이는 연습도 다른 어떤 것보다 중요한 일이다.

명상적 관점에서 이야기하는 것과는 차이가 있지만 실무적으로 매일 과도한 업무를 마주해야 하고 분담하거나 줄일 수 없는 현실은 안타깝기 그지없다. 사회가 성숙해 가는 데 있어서 피할 수 없이 겪어야 하는 성장통 같은 이러한 상황은 단순히 개인의 문제로 전가될 수 없고 사회 전체의 문제로 다뤄야 할 부분이다.

결국 현재 리더의 위치에 있는 사람들과 일상의 과도한 업무로 인해 지속적으로 스트레스에 노출될 수밖에 없는 구성원들 간에 공존을 위한 열린 마음의 대화와 합의가 필요하다. 그리고 개인의 한계치를 넘어서는 과도한 업무와 스트레스는 사회 전체의 공존을 위해서도 반드시 개선되어야 할 것이다.

[구체적 명상 수행 방법]

① 자신에게 가장 편안한 명상 자세를 취한다.
② 눈을 감고 자신의 뇌를 상상해 본다. 우뇌에 다섯 개의 방을 만들고 좌뇌에도 다섯 개의 방을 만든다. 각 문에 1에서 10까지 방 번호를 붙인다. 1번 방은 가장 중요한 일을 넣는다. 2번 방에는 두 번째로 중요

한 일을 넣는다. 3번~10번 방에도 위와 같은 방식으로 우선순위에 따라 각각의 방에 처리해야 할 일을 넣는다. 모든 방에 처리할 일을 배분해 넣고 문을 잠근다.

③ 1번 방의 문을 열고 들어간다. 처리해야 할 일의 총량을 파악한다(예를 들어, 100). 자신이 한순간에 처리할 수 있는 능력을 파악한다(예를 들어, 10). 처리해야 할 일의 양을 처리할 수 있는 능력으로 나눈다(예를 들어, 100÷10=10회).

④ 1번 방에서 한순간에 처리할 수 있는 능력(10)으로 10회에 걸쳐 일을 처리한다. 그리고 문을 닫고 방을 나간다.

⑤ 2번 방의 문을 열고 들어간다. 위 ③~④에서 수행했던 절차를 동일하게 반복한다.

⑥ 모든 일을 처리하고도 여전히 평온한 자신을 느껴본다.

이 명상법의 핵심은 모든 처리해야 할 업무나 일을 한순간에 처리할 수 있는 단위로 나누는 것과 하나의 업무가 제대로 처리되기 전에는 다른 업무는 끌어들이지 않는 것이다.

우리의 뇌는 한순간에 처리할 수 있는 능력이 한정되어 있기 때문에 아무리 마음이 급하고 일이 바빠도 한순간에 하나씩 처리할 수 있는 만큼만 일을 가져와야 한다. 그래서 하나의 일이 마무리되기 전에는 다른 일을 끌어와서 업무처리의 효율을 떨어뜨리지 않도록 주의해야 한다.

우리가 힘든 일이라고 생각하는 큰일들은 사실은 더 작은 일들의 모임이다. 복잡하고 견고한 형태를 띠는 것처럼 보이는 것들을 처리 가능한 단위로 해체해서 볼 줄 아는 능력을 기름으로써 모든 일과 상황에서 평정심을 유지할 수 있다.

　등산을 가본 경험이 있는 사람들은 멀리 보이는 거대한 산을 보며 올라갈 엄두를 내지 못했던 경험이 한 번쯤 있을 것이다. 하지만 막상 산 아래 도착해서 등산로 입구에 서보면 그 거대한 산도 등산로로 정비가 되어 있고 등산로 곳곳에 발 디딜 돌들이나 나무뿌리도 있고 손만 뻗으면 잡고 올라갈 바위나 나뭇가지가 있는 것을 볼 것이다.

　거대한 산도 한 발 한 발 딛고 올라가다 보면 어느새 정상이다. 만일 우리가 거대한 산에 오르는 것을 한 걸음 한 걸음의 쌓임으로 나눠보지 못하고 지레 겁먹고 포기했다면 절대 그 산의 정상에 서는 경험은 해보지 못했을 것이다. 하지만 그 거대한 산도 한 발 한 발 내딛는 과정에서 어느덧 정상을 밟듯 모든 것은 작은 단위들의 조합일 뿐이기 때문에 해체해서 보는 것이 지혜가 되는 것이다.

　큰 단위들을 더 작은 단위들로 해체해서 보는 것은 알아차림 명상의 핵심이기도 하다.

10. 선택하는 삶을 위한 명상

　우리는 인생에서 많은 선택을 하며 살아간다.

　인생의 매 순간이 선택의 연속이다. 매 순간 선택해야 하는 삶이 인간을 포함한 존재 일반이 처한 삶의 본질이다. 선택을 통해 새로운 경험을 불러오고 그 경험을 통해 자신의 마음속에 무엇이 내재해 있는지를 알고 무엇을 놓아주어야 할지 알 수 있게 된다.

인생에서 경험하는 모든 것은 자신을 비춰주는 거울 역할을 한다.

오감의 기능과 생각하는 기능도 사실 객관적 현실이나 실체를 보고 듣고 느끼는 것이 아니라 그저 매 순간의 의식이 발현되는 것뿐이다. 그 모든 경험의 대상들은 한 번도 그 방식으로 존재한 적이 없다. 지금 이 순간도 그 방식으로 존재하지 않는다. 그리고 앞으로도 그 방식으로 존재하지 않는다.

모든 감각적 인식은 객관이 아니라 주관이다.

모든 것은 가능태의 형태로 무한 가능성을 내포하고 있을 뿐 한 번도 어떤 것과 동일시되거나 고정된 정체성으로 머물지 않는다. 여태까지 많은 이들은 경험하는 것들이 객관적으로 존재한다는 믿음으로 살아왔을 수도 있다.

오감을 통해서 구체적으로 느껴지는 것들을 경험해 왔고 그런 물리적 대상과 현상들을 개념화시키고 느끼면서 살아왔기 때문에 '모든 경험의 대상들은 한 번도 그 방식으로 존재한 적이 없었고, 지금도 그 방식으로 존재하지 않고, 앞으로도 그 방식으로 존재하지 않는다'는 말이 큰 혼란을 야기할 수 있다.

그러나 인간이 가진 물리적·정신적 감각은 조악하기 짝이 없다는 이해는 필요해 보인다.

걸핏하면 잘못 보고 듣고 느끼고 생각하기 십상이다. 따라서 지금부터라도 매 순간이 주관적일 뿐 객관적일 수 없다는 것을 이해할 필요가 있다. 왜냐하면 경험되는 모든 것들은 인식 수준과 방식에 따라 전혀 다른 방식으로 인식되기 때문이다.

객관적으로 실체성을 가진 어떤 것이 있다면 모든 사람이 동일하게 인식해야 하겠지만 인식 수준과 상태에 따라 다르게 인식된다는 것은 그저 가능태로써 무엇으로든 인식될 수 있다는 말이다. 심지어 우리가 경험하는 물리적 세계의 구체성과 실체성도 다른 인식 수준을 가진 이들에게는 전혀 다른 방식으로 경험된다.

우리가 인간 수준의 의식으로 스스로를 제한하는 한 이 물리 세계가 구체적이고 실체적으로 느껴질 것이다. 그러나 인간의 의식 수준을 넘어서는 순간 이 물리 세계는 더 이상 지금 우리가 경험하는 것처럼 구체적이거나 실체적으로 느껴질 수 없다. 같은 물리 세계를 사는 지구상의 동물들도 서로 다른 인식으로 이 세상을 다르게 경험한다.

중국 황산에는 깎아지른 암벽 봉우리들이 즐비하다.

나는 가드 레일로 잘 보호된 산책로에서 그 깎아지른 절벽들의 기암괴석을 보고 있었다. 그런데 그 위험해 보이는 절벽에서 한가롭게 걷고 뛰고 뒹굴고 어미의 몸에 대롱대롱 매달려 있는 새끼와 천길낭떠러지를 사이에 둔 바위 사이를 평지에서 모두뜀하듯이 노니는 원숭이를 보고 인식의 차이를 다시 한번 느꼈다.

저 높은 봉우리에서 떨어지면 죽을 것이라는 생각을 가진 나에게는 높은 절벽에 위태롭게 매달려 있는 원숭이 무리들이 위험천만해 보였지만, 정작 그들은 나의 걱정과 불안을 비웃듯이 유유자적 노는 모습을 보면서 객관적 현실은 존재하지 않고 오직 주관적 현실만이 존재할 뿐임을 새삼 느꼈다.

시궁창에는 실지렁이나 온갖 벌레들이 무리를 이루어 살고 있다. 악취가 코를 찔러 토할 것 같은 시궁창의 환경은 썩 호감이 가지 않을 것이다. 그러나 그곳이 그들에게는 천국이고 낙원이다. 그들을 데려다 세제로 청소하고 소독한 공간에 처소를 마련하고 편히 지내라고 한다면 그곳이 과연 그들에게 편하고 안락한 곳이 될 수 있을까?

인간의 편견에 물든 의식으로는 모든 존재들이 인간이 생각하는 안락한 조건에 산다면 행복할 것 같지만 정작 그들은 그렇게 느끼지 못한다. 반대로 인간도 그들의 환경에서 안락함을 느끼지 못한다.

객관이 존재할 것 같은 착각을 내려놓을 때 우리는 비로소 '선택'이 무엇인지 알 수 있다. 여기서 말하는 선택은 '자신의 경험을 선택'하는 것을 의미한다.

객관이 존재할 수 없다는 것을 이해했다면 경험되는 모든 것들이 자신의 해석에 기반한 선택이자 현현이었음을 이해할 수 있을 것이다. 이 말은 경험의 모든 책임이 자신에게 달려있음을 선언하는 말이다.

'자신이 경험하는 모든 것이 자신의 선택'이었다는 것을 알았다면 우리가 어떻게 피해의식을 갖거나 누군가를 미워할 수 있을까? 의식의 본질을 깨닫고 나면 이 세상에는 "바늘 하나 꽂을 땅이 없다"는 말이 이해될 것이다.

세상이 이렇게 넓은데 어떻게 바늘 하나 꽂을 땅이 없겠는가?

이 말은 여태껏 우리가 누군가를 원망하고 탓하고 미워하고 싫어하고 시기하고 질투하며 살아왔지만 사실 모든 것은 자신의 선택이었다는 것을 비유적으로 나타낸 표현이다. 바늘 하나를 꽂으려고 해도 여지(餘地)가 있어야 하는데 삶은 철저하게 원인과 결과의 흐름일 뿐이기에 원인과 결과를 벗어난 여지란 있을 수 없다는 의미다. 더 이상 누구를 탓하거나 외부 대상이나 현상에 자기 부정을 투사할 수 없다는 말이다.

모든 것이 자기 의식의 발현이고 자신의 의식만큼 보고 듣고 느낄 수 있을 뿐이다. 어떤 일의 결과는 반드시 그에 수반하는 원인이 있어야 발생할 수 있다. 만일 어떤 일을 경험하는데 원인 없이 일어날 수 있다고 생각한다면 그것은 우연론이나 운명론에 빠질 위험이 생긴다. 이런 의식 상태에서는 극단적으로는 도덕적 해이에 빠질 수도 있고 무책임한 삶의 태도를 가질 수도 있다.

하지만 우리가 최소한 인과를 합리적 이성으로 판단해 보고 받아들일 만하다고 생각한다면 삶에서 경험하는 모든 문제들에 대한 수용성은 말할 수 없이 커질 것이다. 이론적으로는 못 받아들일 일이 없을 것이다.

만일 우리가 원인과 결과를 철저히 기억하고 관찰할 수 있는 능력의 소유자라면 모든 경험에서 인과를 보기 때문에 어떠한 치우친 견해도 갖지 않고 평정심을 유지할 수 있을 것이다. 하지만 아쉽게도 우리가 가진 한계는 현재의 결과를 가져온 원인을 대부분 기억하지 못한다는 점이다.

더구나 원인과 결과가 우리가 인식할 수 있는 시간과 공간의 범주에 한정되어 드러난다면 좋겠지만 시간적 공간적으로 차이를 두고 발현되는 경우가 생기기 때문에 더더욱 이해하기가 쉽지 않을 것이다.

약간 범위가 커지는 감이 있지만 사회 구조적 문제로 인해 개인들이 경험해야 하는 괴로움에 대해서도 잠깐 생각해 보자.

인류 역사 이래로 최상의 편의와 풍요를 누리고 있는 현 시점에도 지구 어딘가에서는 매년 수백만의 사람들이 굶어 죽고 학살당하고 착취당한다. 전도된 정치적 종교적 신념으로 무장한 이들이 일으킨 전쟁으로 인해 수없이 많은 사람이 희생당하기도 하고, 사이코패스의 묻지마 희생자가 되기도 하고, 책임감 없는 사람들의 태만으로 수없이 많은 사람들이 희생당하기도 하고, 부패한 정치가와 자본가들의 착취로 인해 인간으로서 최소한의 존엄도 보장받지 못하는 사람들이 아직도 너무 많다.

이 모든 문제들을 어떻게 봐야 할까?
기존에 해왔듯 신의 섭리로 받아들여야 할까, 신의 저주로 봐야 할까, 운명으로 생각해야 할까?
각자의 경험을 해석하는 방식은 의식 수준에 따라 달라지겠지만 최소한 명상을 한다면 원인 없는 결과를 생각할 수 없다는 것만은 이해하고 넘어가도록 하자. 인과라는 관점에서 경험을 볼 때 한 발짝 더 나아갈 수 있는 부분이 있다. 지금까지의 경험을 통해서 우리는 무엇을 배웠고 자신을 포함한 우리 모두에게 가장 유익한 선택은 무엇이 될지에 대해서 진솔하게 질문을 던져보는 것이다.
우리의 삶은 매 순간이 쌓여서 과정이자 결과로서 드러나는 것이다. 그렇다면 우리에게 내재된 선택이라는 권능으로 모든 상황을 어떻게 해석할 것인가와 어떤 선택이 서로에게 가장 유익한 선택일지 생각해볼 수 있지 않겠는가?
우리의 미래는 우리의 선택에 달려있다는 확신이 들지 않는가?

하루 또는 몇 시간, 몇 분, 몇 초, 심지어 그 이하의 짧은 순간에도 천국과 지옥을 경험한 적이 있을 것이다. 천국과 지옥은 삶의 매 순간 선택에 의해서 결정된다. 의식은 시공의 한계가 없기 때문에 매 순간 어떤 생각과 감정을 선택하는지에 따라서 몸과 마음이 천국을 경험할 수도 지옥을 경험할 수도 있다.
선택하는 삶으로서의 명상에서 생각이나 감정의 변화에 따른 신체 변화를 직접 느껴보고 왜 생각과 감정을 객관화시켜야 되는지 이해할 수 있을 것이다. 몸과 마음이 직접적인 상관관계를 가지고 있다는 것을 막연하게 알고 있지만 한 생각 혹은 한 감정이 몸에 어떤 영향을 끼치는지 직접 체험해 봄으로써 인간은 왜 끊임없이 깨어있어야 하는지 스스로 체득할 수 있을 것이다.

[구체적 명상 수행 방법]
감정 변화에 따른 신체 변화 1-부정적 변화 알아차림
① 자신에게 가장 편안한 명상 자세를 취한다.
② 심신이 이완될 때까지 가볍게 호흡을 알아차린다.
③ 자신이 분노했던 상황을 떠올린다.
④ 분노의 대상이 자신과 얼굴을 맞대고 앉아있는 모습을 상상한다.
⑤ 마음의 눈으로 분노의 대상의 눈을 응시한다.
⑥ 신체의 변화를 알아차린다.
⑦ 호흡, 맥박, 체온, 진동, 근육의 긴장도, 갈증 정도, 장기의 기능에 어떤 변화가 일어나는지 알아차린다.
⑧ 불편한 모든 정신적·육체적 느낌을 알아차린다.

감정 변화에 따른 신체 변화 2-긍정적 변화 알아차림
① 자신에게 가장 편안한 명상 자세를 취한다.
② 심신이 이완될 때까지 가볍게 호흡을 알아차린다.
③ 자신이 행복했던 상황을 떠올린다.
④ 행복의 대상이 자신과 얼굴을 맞대고 앉아있는 모습을 상상한다.
⑤ 마음의 눈으로 행복의 대상의 눈을 응시한다.

⑥ 신체의 변화를 알아차린다.
⑦ 호흡, 맥박, 체온, 진동, 근육의 긴장도, 갈증 정도, 장기의 기능에 어떤 변화가 일어나는지 알아차린다.
⑧ 편안한 모든 정신적·육체적 느낌을 알아차린다.

위의 명상을 통해 우리는 감정의 부정적 변화에서 신체가 긴장되며 감정의 긍정적 변화에서 신체가 이완되는 것을 경험할 수 있을 것이다. 신체는 이완되었을 때가 자연스러운 상태이며 이러한 이완으로 인한 감정의 변화만으로도 천당과 지옥의 차이를 경험할 수 있음을 알 수 있을 것이다. 일상의 삶에서 천국과 지옥은 물리적 형태로 존재하는 경우보다는 그러한 마음의 상태를 경험하는 쪽이 더 많을 것이다.

과거에 대한 기억이든 미래에 대한 상상이든 모든 것은 지금 여기(Now Here)의 의식에만 존재하며 즉각적으로 신체에 영향을 끼친다. 그대의 선택에 의해서 천국도 지옥도 경험할 수 있다는 것을 잊지 말자.

나오는 글

나는 20대 중반까지는 무엇을 해도 재미있지 않았다.
간혹 일시적으로 에너지를 쏟아부었던 일도 있었지만 전심전력으로 무엇인가를 해 본 적이 없었던 것 같다.

그러던 중 대학 3학년 1학기 중간고사를 앞두고 수행을 전문적으로 배워야겠다는 생각이 들었다. 수행을 배우고 싶었던 근본적인 동기는 외부 상황에 의해서 흔들리는 나 자신을 견디기 힘들었기 때문이었다.
누군가의 말과 행동에 의해서 상처받고 예민해지고 방어하는 삶의 방식을 나이를 더 먹어서까지 반복하고 싶지는 않았다. 그리고 그런 식으로는 삶을 제대로 살아갈 자신도 없었다. 내면 문제는 반드시 해결하고 가야겠다는 생각이 절실했기 때문에 가족도 학교도 미래도 당시의 나에게는 중요하지 않았다. 그랬기에 인생의 가장 중요한 시기에 수행하러 훌쩍 떠날 수 있었던 것 같다.

약 오 년을 모 수행처에서 보내면서 수행과 관련된 많은 것들을 배우고 경험했다.
처음에는 수행만 하면 모든 내면의 답답함을 다 해결할 수 있을 것 같았고 마음에 걸림이 없어져서 인생을 유유자적하며 살 수 있을 것 같은 기대가 있었다. 하지만 수행처에서 오 년을 보내봐도 마음속에서는 여전히 격랑이 일었고 답답한 마음을 근본적으로 해결할 수는 없었다. 수행처에서의 경험을 통해 아래의 네 가지는 정리할 수 있었다.

 첫째, 수련법을 통해 내면 문제를 해결할 수 있는 것은 아니다.
 둘째, 수행처 역시 또 다른 관념적 사회일 뿐이다.
 셋째, 사람은 삶을 통해서 배울 뿐이다.
 넷째, 수행과 삶은 분리될 수 없다.

 수행처에 있다는 것만으로 내면의 문제를 해결할 수 없다는 판단에 나는 그곳을 떠났다. 다시 사회로 돌아와 회사에 다녔고 결혼해서 아이도 낳았다.
 그러나 나는 마음속에서 한시도 수행에 대한 열망을 내려놓을 수가 없었다. 무엇을 해도 마음속 깊이 만족할 수 없었고, 기쁘지 않았고, 공허한 느낌이 자주 들었다. 그랬기 때문에 뭐라 설명할 수 없는 내면의 답답함을 해결하지 않으면 안 되겠다는 마음이 절실했다. 그래서 회사에 다니면서도 잠자는 시간을 줄여서 명상을 하고 나의 몸과 마음을 알아차리려고 노력했다.
 내가 알아차림 명상법을 알게 된 것은 수행처에서의 5년이 끝나갈 즈음이었다.
 알아차림은 위빠사나(Vipassana)로 불리는 초기불교의 수행법의 핵심 내용이다. 위빠사나는 마음이 대상을 관찰하고 현상의 변화를 알아차림 함으로써 현상의 보편성을 깨닫는 수행법으로, 붓다라는 인도의 각자(覺者)가 가르치고 많은 이들을 깨달음으로 인도했다는 초기불교의 수행법이다.
 위빠사나 수행은 불교 전통에서 기인했고 그 종파의 전유물이었다. 또한 수행법이 난해하여 일반인들에게는 보급되지 않다가 지식과 정보의 발달과 일반 대중의 앎에 대한 열망의 증대에 따라 일반인들에게도 차츰 보급되었다.

최근 십여 년간 일반인들도 이 수행법을 배우고 수행하는 사람들이 많아졌고 지금은 의학계나 심리학계에서도 '마음챙김(Mindfulness) 명상법'이라는 이름으로 이 수행법을 응용하여 사용하고 있을 정도로 보편화 되었다.

내가 알아차림 명상을 수행한 후 가장 와 닿았던 부분은 '현상의 변화'였다. 이전의 좌선과 수행처에서의 경험을 통해 나는 이미 몸과 마음의 다양한 현상에 대해 일정 수준 이해하고 있었다. 그리고 기적(氣的) 영적(靈的) 체험도 상당히 누적되어 있었기 때문에 일반적으로 사람들이 인지하지 못하는 의식 영역에 대한 이해도 있었다고 생각했다.

그런데 내가 당시 수행적인 측면에서 놓치고 있었던 핵심이 바로 '현상의 변화'였다. 다양한 기적(氣的) 영적(靈的) 체험들을 통해서도 이해하지 못했던 부분이 '경험적으로 인지되는 현상들이 실체적으로 존재하고 있다'는 착각 었다.

알아차림 명상을 전문적으로 수행하기 전에는 현상의 변화를 피상적·관념적 수준으로 인지하기 쉽다. 그래서 정체성의 문제에 대한 접근에서 고정불변의 실체로서의 '자아', '영혼', '참나', '본질'과 같은 개념을 당연히 존재한다고 여기는 사람들이 많다.

내가 보는 알아차림 명상의 핵심은 현상의 변화(무상, 無常)와 고정된 정체성의 부정(무아, 無我)이다. 따라서 고정불변의 실체적 자아가 존재한다는 유아(有我)적 세계관과 그러한 고정불변의 자아가 존재할 수 없다는 무아(無我)적 세계관은 정체성에 대한 접근에서 근본적인 시각 차이가 날 수밖에 없다.

이러한 차이는 단순한 이론적 시각차로만 그치는 것이 아니라 삶을 바라보고 해석하는 가치관의 차이로 연결된다. 즉, 어떠한 가치에 준거하는지에 따라 삶 전체를 이해하는 방향도 달라진다.

정체성 문제를 이론이나 교리로 안다고 해서 내면적인 문제가 해결되는 것이 아니기 때문에 나는 이 문제를 직접 검증해 보기로 마음먹었다. 인간이 가진 모든 문제의 출발과 해결책은 바로 이 정체성의 문제를 어떻게 이해하느냐에 따라 달라진다고 생각했기 때문이다.

정도의 차이가 있더라도 '나'라는 상(像)을 붙들고 있는 사람들은 그 '나'를 위협하는 상황과 마주할 때 강한 저항이 생긴다. 내가 느꼈던 많은 정신적 부딪힘과 공허함도 이 정체성에 대한 정의가 잘못되었기 때문이라고 이해하게 되었고, 나는 2000년대 초반부터 알아차림 명상을 본격적으로 수행해 보기로 마음먹었다.

그래서 정말 현상이 변화하기 때문에 고정불변의 자아가 성립될 수 없는지 검증해 보고 싶었다.

나는 명상을 이론적으로도 공부하고 실제로 수행도 하면서 추가로 인도 종교와 철학에 대한 공부도 꾸준히 병행하였다.

그 이유는 직업적으로 요가를 지도하고 지도자 양성 교육도 하고 있기에 학생들에게 인도 철학 전반에 대한 강의를 필수적으로 해야 했고, 또한 각

종교나 수행의 차이와 장단점을 철학적으로도 비교해 교차 검증해 보고 싶은 마음도 있었기 때문이었다. 추가로 앞서 언급했듯이 나는 모 수행처에서의 오 년간의 경험을 통해 수행과 삶이 분리될 수 없다는 이해가 있었기 때문에, 어떤 방법이든 인간의 행복을 증진하는 방법이라면 그 기원과 출처가 특정 종교이든 철학이든 개의치 않고 공부해 보고 싶은 마음이 있었고, 동시에 삶의 행복에 이르는 방법을 특정 종교와 철학적 방법으로만 묶어두는 방법을 가능한 한 탈피하고 싶은 마음도 있었다.

그래서 이 책 역시 불교라는 종교에서 시작된 위빠사나 알아차림 명상법을 내가 직접 공부하고 수행해 보고 정리하면서도 가급적 특정 종교성의 색채를 벗어나려고 노력을 하였다. 그들이 그렇게 교리적으로 가르쳤기 때문에 그들의 목소리를 대변하거나 반복하는 것이 아니고 나 스스로 공부하고 체험해 보고 스스로의 이해에 기초해서 책을 쓰려고 노력했다.

불교 역시 인도 종교 철학의 일부로 세상과 삶에 대한 인도인의 사유를 고스란히 담고 있지만 인도의 다른 종교 철학과 근본적으로 다른 점이 한 가지 있다. 이 차이는 인도 종교 철학 범위에만 국한되지 않고 지구상에 존재하는 모든 종교 철학과도 근본적으로 다르다고 말하는 것이 더 정확할 것이다.

그것은 바로 무아(無我)이다. 무아는 고정된 속성, 즉 동일 정체성을 유지하는 자아나 영혼이 존재할 수 없다는 의미로 일반적인 정체성의 정의와 상반되는 혁명적 선언이다.

이것이 알아차림 명상의 핵심이다. 즉, 어떠한 것도 두 순간 이상 동일 속성을 유지하지 못하므로 무상이고, 무상하기 때문에 고정된 정체성이 불가능하므로 무아라는 것이다.

　다른 종교와 철학에서도 무상(無常)을 언급하는 경우가 있지만 붓다가 가르친 무아(無我)로 귀결되는 수준은 아니다. 현상이 변화한다는 수준의 무상이지 고정된 정체성이라 믿는 자아나 영혼까지 무상하다고 보지 않기 때문이다.
　내가 알아차림 명상을 할 때는 다양한 경전과 주석서들을 보고 수행을 하기도 했지만 주로 마하사띠파타나숫타(Mahāsatipaṭṭhāna Sutta, DN22, 대념처경)와 그에 대한 주석을 원문과 합본으로 엮어 각묵 스님이 옮긴 『네 가지 마음 챙기는 공부』에 소개되어 있는 사념처(四念處) 수행 방식을 따랐다. 마하사띠파타나숫타는 4부 니까야 중 디가니까야 22번째 경(DN 22)이다.
　내가 실제 수행을 하면서 경전과 주석서들을 본 이유는 주관적 수행의 오류에 빠지는 것을 방지하고 싶어서였다. 수행은 개인적 체험도 중요하지만 객관성을 잃지 않기 위해서는 다양한 교차 검증이 필요하다. 교차 검증은 선배들의 수련 경험을 듣거나 읽어보는 방법도 좋고 정통성을 가진 경전과 주석서들을 통해 자신의 수행을 비교 분석해보는 방법도 좋다.

　책을 마치기 전에 참고 도서에 대해 잠깐 언급하고자 한다.
　이 책은 나의 두 번째 책인 『요가 아사나 지도법』처럼 나의 수행 경험에 기반한 이해를 정리한 것이다. 그렇기 때문에 참고 서적을 뒤진다고 해도 나의 직접적인 경험과 앎 자체를 건질 수는 없다.
　그래서 나는 가장 기본이 되는 마하사띠파타나숫타(Mahāsatipaṭṭhāna Sutta, DN22, 대념처경)와 『네 가지 마음 챙기는 공부』만 구체적인 참고 서적으로 언급하고자 한다. 위 책들을 기본 텍스트로 삼아서 기본적인 이해를 한 후 실 수행을 해보고 필요할 경우 참고 도서들은 그때 가서 찾아보기를 권한다. 그리고 책을 보는 시간을 많이 갖기보다는 자주 앉아서 알아차림 하는 시간을 늘려가길 바란다.

 내가 위빠사나 알아차림 명상을 진지하게 접근한 지도 벌써 강산이 두 번 바뀔 시간 가까이 흘렀다. 그럼에도 아직 공부에는 끝이 없다고 느낀다. 여태까지의 수행과 공부가 드러내 보일 만하지 못함에도 불구하고 한 가지 단언할 수 있는 것은 알아차림 명상을 거듭할수록 점점 더 물들 일이 사라질 것이고 마음은 더 깊은 평화를 경험할 것이라는 점이다.

 삶의 의미와 목적을 찾아 헤매는 모든 이들이 이 책의 한 구절에서라도 영감을 얻어 직접 알아차림 명상을 해보고 스스로 답을 찾는 데 작은 도움이라도 되길 기원한다.

2018년 봄이 오는 때에
아힘사 요가 & 명상에서,
권수련 나마스떼